Wolfgang J. Bittner / Samuel Pfeifer

An Leib und Seele
heil werden

Alternativmedizin, Psyche und Glaube

R. BROCKHAUS VERLAG WUPPERTAL

ABCteam-Bücher erscheinen in folgenden Verlagen:

Aussaat Verlag Neukirchen-Vluyn
R. Brockhaus Verlag Wuppertal
Brunnen Verlag Gießen und Basel
Christliches Verlagshaus Stuttgart
Oncken Verlag Wuppertal und Kassel

© 1996 R. Brockhaus Verlag Wuppertal
Umschlag: Dietmar Reichert, Dormagen
Gesamtherstellung: Breklumer Druckerei Manfred Siegel KG
ISBN 3-417-11072-6
Bestell-Nr. 111 072

INHALT

VORWORT

»Herr Pfarrer, ich habe auch noch alles andere versucht, um gesund zu werden. Meinem Arzt habe ich das natürlich nicht erzählt.« Dieser vertrauensvoll geäußerte Satz ist mir tief im Gedächtnis geblieben. Die Suche nach Gesundheit führt auf ganz unterschiedliche Wege. Wer würde das nicht verstehen, daß man in seelischer und leiblicher Not nach jedem Strohhalm greift, der irgendwie Hilfe verspricht?

Zu solchen Hilfen zählen auch all jene Methoden, die wir unter dem Stichwort »alternative Medizin« zusammenfassen. Sie sind vielfältig und reichen vom einfachen Hausmittel bis hin zur Operation in Trance mit bloßen Händen. Die Medien berichten davon, die Zeitungen bringen die Inserate, die Verlage verdienen an einer immer breiteren Palette von Titeln. Was ist davon zu halten? Wer findet hier einen Weg, der auch für Christen gangbar ist?

Diesen Fragen war die Riehener Tagung im Herbst 1994 gewidmet. Die dort gehaltenen Vorträge bildeten den Ausgangspunkt für dieses Buch:

- Der Arzt bietet Orientierung als medizinischer Fachmann: Welche Behandlungsmethoden gibt es, wie lassen sie sich zusammenfassend einteilen, welchen Stellenwert haben sie? Dazu kommen die Anfragen des Wissenschaftlers an die Methoden, aber auch die Anfrage des Christen und Arztes an den jeweiligen weltanschaulichen Hintergrund.
- Der Theologe fragt nach dem biblischen Menschenbild, nach dem Stellenwert des Wunsches nach Gesundheit sowie nach biblisch-theologisch verantwortbaren Kriterien, an denen medizinische Behandlungsmethoden gemessen werden können.

Damit wollen die Verfasser in diesem bereits unüberblickbar großen Markt der Möglichkeiten Orientierung bieten: sachliche Orientierung über die verschiedenen Angebote, weltanschauliche Orientierung über die Hintergründe der jeweiligen Methoden, biblisch-theologische Orientierung zur Einordnung dieser Fragen in den christlichen Glauben, in ein biblisch-theologisches Menschenbild.

Wer die Beiträge aufmerksam liest, wird bald eines bemerken: Die Meinungen der Verfasser decken sich nicht in allen Punkten, stehen da und dort in nicht unbeträchtlicher Spannung zueinander. Was dem Arzt als christliche Antwort erscheint, das stellt sich für den Theologen differenzierter dar. Wo der Theologe Anfragen hat, zum Beispiel an die moderne Schulmedizin, da hat der Arzt kaum Bedenken. Für uns Verfasser, die wir uns als Menschen, als Christen und als Wissenschaftler gegenseitig tief schätzen, ist das keineswegs ein Unglück, sondern eine Bereicherung des gemeinsamen, notwendigen und andauernden Gespräches. Darum muten wir auch den Lesern dieses spannungsvolle Miteinander zu. Wir hoffen, daß sie sich in dieses wahrhaft notwendige Gespräch einlassen. Es wird auch zwischen uns weitergehen.

Wolfgang J. Bittner / Samuel Pfeifer

Bern und Riehen, im Januar 1996

Kapitel 1

Der leidende Mensch auf der Suche nach Gesundheit

In der Tageszeitung lädt ein Verein für Volksgesundheit zu einem medizinischen Vortrag ein. Das Thema interessiert mich, weil in meiner Familie jemand von der speziellen Krankheit, um die es dort gehen soll, betroffen ist.

Und was erlebe ich?

Einen Gottesdienst, keinen Vortrag. Keinen Verein, sondern eine Gemeinde. Die Veranstaltung hat eine feste Liturgie, auch wenn das niemand so nennen würde. Aber man merkt, daß es sich um ein klares Ritual handelt. Die Frage nach der Gesundheit des einzelnen Menschen hat den klassischen Charakter einer religiösen Frage, einer Religion eingenommen.

Ich bin verblüfft, fühle mich wie ein Fremdkörper, vermutlich so wie jemand, der sich irgendwann in einen unserer christlichen Gottesdienste verirrt und den Eindruck hat, er gehöre da doch nicht so ganz hin.

So sitze ich dort und lerne nicht sehr viel über jene Krankheit, aber sehr viel über die tiefliegende Sehnsucht der Menschen nach Gesundheit. Ich erlebe Menschen, die offensichtlich Woche für Woche von Veranstaltung zu Veranstaltung pilgern, sich sehr gut kennen, die Suche nach Gesundheit mehr oder weniger zu ihrem Lebensprogramm erwählt haben und ihr in einer geradezu religiösen Form dienen.

Schon von vielen ist festgestellt worden, Gesundheit sei zu einer Religion geworden.

Was aber bedeutet das?

Um diese Frage zu beantworten, müssen wir uns zunächst einige andere Fragen stellen.

Die theologische Frage:
Was hat Gott mit dem Menschen – oder umgekehrt,
was hat der Mensch mit Gott zu tun?

a) Gott und polares Menschsein

Wenn wir den biblischen Schöpfungsbericht aufschlagen und versuchen, auf die biblische Sprache intensiv zu hören, dann entdecken wir, daß Gott am sechsten Tag, nachdem die Weltschöpfung beinahe vollendet ist, eine tiefe Sehnsucht ausdrückt: Irgendwo in diese Schöpfung möchte ich mein Bild einprägen. Diese Schöpfung ist nicht etwas mir Fremdes, etwas, das ich erschaffe und weggebe, in dem bloß da und dort Spuren meines Schöpferwillens zu finden sind. Ich möchte, daß irgendwo mein Bild selbst aufscheint. Wie ein mittelalterlicher Maler in einem großen Bild irgendwo in einer der kleinen Figuren sein Selbstportrait gemalt hat, so möchte Gott, daß in der Schöpfung sein Bild deutlich und klar hervortritt (1. Mose 1,26–27). Wenn wir diese Worte hören, spüren wir etwas von der ganz großen Sehnsucht Gottes: »Laßt uns Menschen machen nach unserm Bilde, uns ähnlich.« Die ganze Schöpfung soll dorthin sehen können, um zu erkennen, wer Gott ist, welches Geheimnis Gottes darin liegt. So heißt es: »Er schuf den Menschen nach dem Bilde Gottes«, und das wird wiederholt, um zu zeigen, wie wichtig es ist: »nach dem Bilde Gottes schuf er ihn«. Und – als ob nun in dem kleinen Nachsatz das besondere Geheimnis liegen würde – »als Mann und Frau schuf er sie«. So sagt die deutsche Übersetzung. Der hebräische Text ist offener und setzt hier zwei Adjektive: »männlich und weiblich«. Dieses Spannungsverhältnis ist es, ohne das es den Menschen überhaupt nicht gibt.

Ich weiß nicht, ob Sie sich das bereits einmal überlegt haben: »Den Menschen« gibt es nicht, es gibt nur Männer und Frauen. Es gehört zu den tiefsten Erkenntnissen der Bibel, die wir bereits auf den ersten Seiten finden: »der Mensch«, das ist eine Abstraktion. Wir sind bis in die kleinsten Zellen unserer Haare und Fingernägel entweder Männer oder Frauen, nicht einfach »Menschen«. In diesem Spannungsverhältnis beziehungsweise in dieser Bezogenheit von Mann und Frau werden wir zu dem, was wir als Bild Gottes werden sollen. Je tiefer und näher man sich als Mann und Frau öffnet und je näher man dadurch sich selbst kommt, desto mehr merkt man von der Spannung und auch der tiefen Fremdheit, die in dieser Unterschiedenheit liegt. Je näher man sich kommt, desto vertrauter, aber auch desto fremder wird man sich. Und doch erfährt man auch sich selbst in seiner Identität nur auf diesem Weg: sich dem fremden Menschen des anderen Geschlechts öffnen, zu ihm in Beziehung treten. Dabei entdeckt man: Man wird als Mann im Tiefsten das Geheimnis der Frau nicht verstehen können, und man begreift das, je näher man ihr kommt. Und man wird auch als Frau das Geheimnis des Mannes, je tiefer man in einer liebenden Beziehung auch einander näherkommt, nicht verstehen. Welch Geheimnis, welche Freude – und gleichzeitig welcher Schmerz. Aber in diesem Spannungsverhältnis, in dieser unausweichlichen Polarität des Menschseins zeichnet Gott sein Bild in die Schöpfung ein. Die Frage nach dem Menschen hat mit dem Herzen und mit dem Bilde Gottes zu tun. So geheimnisvoll geht die Bibel mit dieser Frage um.

b) Gott und der leidende Mensch

Wir fragen nach dem leidenden Menschen auf der Suche nach Gesundheit. Hat Gott nur mit dem Menschen zu tun oder hat er auch mit seinem Leiden zu tun? Ich staune je länger je mehr über jene Aussage am Anfang des Psalms 103. Merkwürdigerweise ist ja dieser Psalm sprachlich gar kein Gebet als Anrede an Gott, sondern ein Selbstgespräch: »Lobe den Herrn meine Seele . . .« Den ganzen Psalm hindurch spricht der Beter mit sich selbst. Aber er tut es vor dem Angesicht Gottes. Er lernt, vor Gott zu sich selbst Du zu sagen. Auch das ist Gebet. Ich lerne mich kennen, auch das Fremde, das in mir liegt, vor dem Angesichte Gottes. Ich darf, ja soll mich aufrufen: »Lobe den Herrn, meine Seele und was in mir ist, seinen heiligen Namen!« Und dann kommt das Bild Gottes, diese wunderbare Beschreibung: »Der dir alle deine Sünden vergibt und heilet alle deine Gebrechen.«

Die hebräischen Psalmen haben, wie die hebräische Poesie überhaupt, eine charakteristische Sprachform, den Parallelismus. Wer das in seiner Bibel entdeckt, dem kann das auch im eigenen Gebet und Verstehen biblischer Sprache entscheidend helfen. Jeweils zwei Sätze, zwei Zeilen (selten auch drei) gehören zueinander. Die zweite Zeile, der zweite Satz versucht den ersten entweder weiterzuführen oder inhaltlich zu wiederholen. Was bedeutet das für die Aussage dieses Psalmverses über Gott? Der Satz, daß Gott »all deine Sünden vergibt«, wird durch den zweiten Satz »und heilet alle deine Gebrechen« ergänzt und erklärt. Vielleicht spüren wir dabei etwas von der Spannung zwischen dem biblischen Menschenbild und unserer abendländischen Tradition. Unser abendländisches Menschenbild geht weitgehend auf bestimmte Tendenzen in der griechischen Philosophie beziehungsweise dem griechischen Menschenbild zurück, das den Leib des Menschen als Gefängnis der Geist-Seele ansieht. Damit ist eine deutliche Abwertung des Leibes im Gegenüber zur Geist-Seele verbunden. Was wünscht man sich, wenn man in einem Gefängnis sitzt? Am liebsten möchte man daraus ausbrechen. Diese Anschauung hat unser Abendland und auch unser abendländisches Christentum stark geprägt. Die Seele als das Wesentliche des Menschen, der Leib als Gefängnis und darum dazu bestimmt, abgebrochen zu werden, damit die Seele, das Innere, in die Freiheit gelangt. Diese Abwertung des Leibes beziehungsweise die Hochschätzung der Seele gegenüber dem Leib ist ein Erbe griechischer Bildung bis in unsere Gegenwart. Dagegen sperrt sich die biblische Botschaft mit letzter Konsequenz. Der Gegensatz kann kaum größer sein. Wer es mit dem Leib des Menschen zu tun hat, hat es mit dem Menschen, das heißt mit dem Ebenbilde Gottes zu tun, so wahr Gott in Jesus Christus selber Leib wird, an seinem Leib gekreuzigt wird und durch seinen Leib, der stirbt und in dem er stirbt, uns Menschen erlöst.

Die Leibessorge Gottes ist nicht weniger wert als die Seelsorge Gottes. Und die Rettung des Leibes meint die Rettung des Menschen als einem Ganzen. So sorgt sich Gott um die Gesundheit des Menschen. Darum stehen diese beiden Sätze in Psalm 103 auch so nahe beieinander: »Gott vergibt alle deine Schuld und heilt alle deine Gebrechen.« Dieses Wort ist ein Verheißungswort, das später in der Botschaft der Propheten aufgenommen und dessen Realisierung vom Kommen Gottes, vom Kommen seiner Herrschaft, vom Kommen des Messias erwartet wird. Gerade damit aber zeigt es an, was Gott mit dem Menschen gemeint hat.

Zunächst, so lernen wir, geht es gar nicht um den leidenden Menschen auf seiner Suche nach Gesundheit. Es geht um Gott, der an der Not seiner Menschen, an der Not seines Volkes leidet und für dieses Volk, für diese Menschen, für die Menschen in unseren Kliniken, in unseren Altenheimen und in unseren Häusern die Sorge trägt. Sorge um ihr Heil und damit auch um ihre Gesundheit. Es geht also um Gott und seine Sorge um die Gesundheit des Menschen.

Das griechische Gottesbild sperrt sich vehement gegen eine solche Anschauung. Aber wer mit der Bibel gesund werden will, der wird lernen müssen, den Menschen von der Bibel her neu zu sehen, das Erbarmen Gottes zu sehen. Als die Christen die Botschaft Jesu ins Griechentum hineintrugen, da haben die Gebildeten jener Zeit entweder gelacht oder sich entsetzt. Gott, der sich derart sorgt um den Leib des Menschen, das widersprach dem Gottesbild ihrer Weltauffassung. Und erst ein Satz, wie er in Hosea 11 steht: »Mein Herz kehrt sich um in mir. All mein Mitleid ist entbrannt.« Unvereinbar mit einem philosophischen Gottesgedanken! Das Ideal war ein Gott, der vom Leiden nicht mehr erreicht werden kann. Hinter diesem Bild griechischer Gottesanschauung verbirgt sich, ohne daß man das ausdrücklich betonen muß, ebenso das Bild beziehungsweise Ideal des Menschen: ein vom Leiden nicht mehr berührter, von Leid und Leib gelöster Mensch.

Beim biblischen Gott ist das nun genau umgekehrt. Er, der es sich leisten könnte, unberührbar zu sein, er ist es, der sich in seiner Liebe und Sehnsucht hinunterbeugt zu den Menschen und ihnen nahe kommt, sie verstehen lernt. Wir werden im Zusammenhang mit der Frage nach Christus noch deutlicher sehen, wie tief das geht. Aber zunächst halten wir fest: Die Frage nach dem leidenden Menschen auf der Suche nach der Gesundheit ist zunächst nicht unsere Frage. Es ist zutiefst Gottes eigene Frage und Gottes eigene Sorge.

Die anthropologische Frage: Was hat der Mensch mit der Frage nach Gesundheit zu tun?

a) Der gesunde Mensch, wie Gott ihn meint

Aus der Umwelt des alten Israel, vor allem aus Ägypten und dem alten Babylonien, haben wir Kenntnis eines erstaunlich reichhaltigen Wissens über anatomische Einzelheiten und über diagnostische Techniken. Davon aber finden wir in der Bibel kaum einen Niederschlag. Israels Wissen um Medizin ist, gemessen an der Kenntnis der Völker rings um Israel, eher gering.

In der Bibel erkennen wir eine andere Weise, den Menschen zu betrachten. Den Unterschied kann man an der Auffassung davon, was Gesundheit ist, erkennen. Solange man Gesundheit von den vielfältigen Krankheiten her zu verstehen sucht, kann kaum jemand genau sagen, was das eigentlich ist. Mit der Bibel könnte man Gesundheit etwa so umschreiben: »im Vollbesitz der für Lebensalter und Situation zu erwartenden Kräfte und Möglichkeiten sein.« In dieser Weite müßte der Begriff Gesundheit auch durchgehalten werden. Es wird dabei nicht unterschieden zwischen körperlicher Gesundheit und psychischer Gesundheit. »Kranksein« heißt darum auf Hebräisch nichts anderes als »schwach sein«, ohne daß damit klar wäre, worin die Ursache dieser Schwachheit liegt. Ursache kann Übermüdung sein, die bald wieder vergeht; es kann Trauer sein oder eine Depression; Schwäche kann körperlich oder in äußeren Lebensbedingungen begründet sein. Im Blick auf die möglichen Ursachen wird zunächst nicht differenziert. Wichtig ist das Erscheinungsbild, ja die leiblich-seelische Erfahrung: Die von Lebensalter und Situation her zu erwartende Lebenskraft ist nicht in ihrer Fülle vorhanden.

An dieser Auffassung von Gesundheit lernen wir noch mehr über das biblische Bild des Menschen. Gott hat jedem Menschen ein ihm zugemessenes Maß an Möglichkeiten und Kräften gegeben, ihm damit aber auch Grenzen gesteckt. Nicht jeder hat dieselben Möglichkeiten, nicht jeder hat dieselben Grenzen. Es gehört zur Lebensaufgabe jedes Menschen, danach zu fragen, welche Möglichkeiten ihm offenstehen, wo seine Grenzen liegen. Eine Schwachheit wird dann zur Krankheit, wenn ein Mensch längere Zeit unterhalb seiner Möglichkeiten bleibt und vielleicht bleiben muß.

Zum Besonderen des biblischen Menschenbilds gehört, daß der Mensch immer als eine Einheit gesehen und nicht gleichsam in seine Teile zerlegt wird, wie das im Griechentum getan wurde, ja zum Teil bis in unsere heutige Zeit getan wird. Wir trennen zwischen körperlichen und seelischen Krankheiten. Wir kennen zwar Versuche, diese Anschauung und dieses Denken zu überwinden, aber wir wissen auch, wie tief es unsere Tradition geprägt hat. Für die Bibel ist entscheidend, daß der Mensch ein Wesen ist, das in Beziehung lebt, auch in Beziehung zu Gott. Darum hängt für die Bibel die Frage nach Gesundheit und Krankheit nicht mit seinen »Teilen« zusammen, sondern zunächst und zutiefst mit jenen Beziehungen, in denen er lebt oder die er eben nicht lebt. Sind mir die Möglichkeiten, die mir gegeben sind in Beziehung zu mir selbst, voll verfügbar, voll zugänglich? Bin ich leiblich, seelisch und geistig ein ganzer Mensch? Ist meine Beziehungsfähigkeit anderen Menschen gegenüber voll entwickelt? Die Liste der Fragen wäre weiterzuführen.

Wenn wir im Sinn der biblischen Menschenbilder nach Ganzheit und Schwachheit fragen, geraten Aspekte in unser Blickfeld, die wir normalerweise aus der Frage nach Gesundheit und Krankheit ausblenden. Bereits die Erfahrung, daß man in der Beziehung zu anderen Menschen außergewöhnlich gehemmt sein kann, würde von der Bibel her zur Schwachheit, zum Zurückbleiben hinter den eigenen Möglichkeiten gehören. Aber auch die zunehmende Unfähigkeit des modernen Menschen, seinen Platz im Raum der Natur und der Geschichte zu finden, stellt eine solche Schwäche dar: Der Mensch bleibt hinter seinen Möglichkeiten zurück. Wer so fragt, dem werden weitgehend unbekannte und unentdeckte Felder deutlich: die zunehmende Unfähigkeit, sich in die Zeit und ihren Rhythmus, in die Jahreszeiten und ihren Rhythmus einzufügen. Tag und Nacht wechseln. Aber diesen Rhythmus haben wir in unserer Kultur praktisch zum Verschwinden gebracht, verhindern also weitgehend den Bezug zur Natürlichkeit geschöpflichen Lebens. Es wäre ein weites Feld zu entdecken.

Ob wir von diesem Menschenbild her ahnen können, warum die Frage nach der Gesundheit des Menschen für das biblische Denken nirgends suspekt, verdächtig wird? Das kann sie ja nur im Rahmen einer

Anschauung des Menschen werden, die den Menschen in Teile zerlegt und die dann einzelne Teile für weniger wertvoll als andere ansieht. Was aber bedeutet die Frage nach der Gesundheit für einen Menschen, der gerade auch in seiner leiblichen Gestalt und Beziehungsfähigkeit Gottes Ebenbild ist? Es kann nur eines heißen, und das mag uns überraschen: Der Mensch auf der Suche nach Gesundheit ist, auch wenn er das so von sich nicht weiß oder nicht sagen würde, der Mensch auf der Suche nach Gottes Bild, das in ihm wohnt und in seiner Ganzheit zur Entfaltung kommen soll.

Von dieser Erkenntnis aus würde ich zunächst auch die oft so verzweifelte Suche nach Gesundheit auf all jenen merkwürdigen Wegen und bei all jenen zweifelhaften Personen, von denen wir wissen, für ein Stück Fußspur Gottes halten, die er in uns Menschen hinterlassen hat. Der Mensch ahnt tief in sich, daß in ihm ein Bild liegt, daß dieses Bild zum Leuchten und zur Klarheit kommen darf und soll, daß dann mehr gefunden wird als bloß der Mensch selbst. Damit wir uns recht verstehen: Nicht alle Wege, die Menschen auf ihrer Suche gehen, nicht alle Personen, an die sie sich dabei wenden, sind damit akzeptiert! Wohl aber verrät die oft verzweifelte und oftmals so verschrobene Sehnsucht der Menschen nach ihrer Ganzheit die Suche nach Gottes Bild. Die Wege, auf die diese Sehnsucht führt, werden und mögen zu kritisieren sein, nicht aber die Sehnsucht selbst.

b) Der leidende Mensch

Statt vom Leiden in unserer Welt möchte ich lieber davon sprechen, daß ein Bruch durch unsere Welt, durch unser Leben und unsere Beziehungen geht, ja daß dieser Bruch ständig und oft genug rätselhaft vor uns, ja in uns auftaucht. Die Art, wie man in der Bibel die Welt, ihre Geschichte und auch den Menschen sieht, ist davon grundlegend geprägt. Ich kann das alles gar nicht verstehen, solange ich nicht entdecke, daß dieser Bruch alles, wahrhaft alles in unserer Welt durchzieht. Nicht daß dieser Bruch von Gott her das erste und einzige wäre, im Gegenteil. Wohl aber ist er, so wie wir die Welt vorfinden, immer vorhanden. Die Bibel nennt es in ihrer Sprache die Sünde, durch die die ursprünglichen Verhältnisse von Zutrauen und Vertrauen gebrochen sind. Vielleicht werden wir in unserer Welt und Zeit neue Sprachformen finden müssen, das Geheimnis, das hier gemeint ist, zu übersetzen und auch einsichtig zu machen.

Dabei erfährt das ja jeder von uns zur Genüge: Bei allem guten Willen stehen wir plötzlich vor Mißverständnissen, vor dem Bruch des Vertrauens, den niemand beabsichtigt hat: Menschen sind im besten Bemühen miteinander unterwegs – und plötzlich bricht alles. Eltern erziehen ihre Kinder im besten Bemühen, und man kann nicht sagen, daß da besondere Fehler gemacht werden. Und doch zerbricht etwas zwischen diesen Menschen. Ganze Völker, ganze Kirchengemeinden, Teams in den Kliniken sind mit dem besten Willen gemeinsam unterwegs – und es bricht. Ständig holt uns dieser Bruch ein, der unsere Welt durchzieht.

Der erste Satz, der hier von der Bibel her gesagt werden muß, lautet: Leiden und menschliches Scheitern haben ihre Ursache zunächst nicht bei uns. Das Leiden der Menschen hat zunächst seine Ursache nicht in den betroffenen Menschen. Das Leiden unserer Gesellschaft hat seine primäre Ursache nicht in der Gesellschaft selbst, sondern im Zustand dieser Welt, die die Spuren ihres Gebrochenseins an sich trägt. Und dies wirkt unübersehbar sowohl in die große Öffentlichkeit hinein als auch in die intimen Verhältnisse unserer Beziehungen und in die Störung unseres eigenen Lebens. Die Sünde schlägt zu als eine Macht, die größer ist als der einzelne Mensch. Sie beherrscht diese Welt und legt ihre Spuren in alles, alles hinein. Wenn ich das in der Gesellschaft, in den Kliniken, in den Familien und an mir selbst sehe, dann darf und muß ich auch mit großem Ernst danach fragen, was mein individueller Anteil an diesem Bruch ist. Aber erst dann.

Sie merken die Spannung, die es dann auch im Gespräch immer neu zu bewältigen gilt: Wir haben es einerseits mit Menschen zu tun, die nur auf die Ursachen hinweisen, die »draußen« liegen. Sie wissen sehr genau, was die Eltern »verbrochen« haben und welch schlechten Einfluß der Lehrer in der Kindheit gehabt hat. Der Bruch wird ganz außen gesehen. Da sind die anderen Menschen, die alles in sich und in ihr eigenes Tun verlegen und darum von einer Änderung ihres Verhaltens ihr Heil erwarten beziehungsweise nur in sich den Grund ihrer Verzweiflung finden.

Keiner der beiden Wege – weder die strikte »Veräußerlichung« noch die strikte »Verinnerlichung« – führt zum Verstehen des Geheimnisses, das dem leidenden Menschen zugrunde liegt. Der leidende Mensch wird verstanden und wird sich selbst verstehen, wenn wir immer neu zu unterscheiden lernen: Was ist sein schuldhafter Anteil – und was geht weit über ihn hinaus? Was ist der Anteil einer schuldhaften Welt, in der auch er unausweichlich lebt? Der leidende Mensch ist immer auch ein Zeichen der leidenden Schöpfung. Wenn das nicht deutlich wird, bleibt auch das biblische Bild des leidenden Menschen verkürzt. Nochmals: Der leidende Mensch ist immer auch ein Zeichen der leidenden Schöpfung.

Von Gott her kann diese Feststellung aber nicht das letzte Wort sein. Und weil sie das auch nicht ist, darum fragen wir nun weiter nach dem Messias Israels, nach dem Zeugnis Jesu Christi.

Die christologische Frage:
Was hat der Messias Israels, was hat Jesus Christus mit der Gesundheit des Menschen zu tun?

a) Zur Messias-Hoffnung des Alten Testamentes und des Judentums

Die Messias-Hoffnung des Judentums ist in sich vielfältig, weit weniger einheitlich, als wir uns das oft vorstellen. Sie hat verschiedene Ausprägungen. Dort jedoch, wo sich der Gedanke auf den Sohn Davids, also auf den Nachkommen aus dem Geschlechte Davids bezieht, ist es erstaunlich, wie bereits in frühester Zeit die Hoffnung auftaucht, daß mit seinem Kommen Kranke gesund werden. Wie lebendig diese Hoffnung auch zur Zeit Jesu war, sehen wir an der bekannten Geschichte des Bartimäus in Jericho. Bartimäus kennt Jesus ja kaum, aber er wird von ihm gehört haben. Wie aber ruft er? »Jesus, du Sohn Davids, erbarme dich meiner!« Er weiß aus dem Zeugnis der Schrift, daß der Messias, der Sohn Davids, kommen und sich über die Kranken erbarmen wird. Wenn Jesus also der Sohn Davids ist, dann ist er unbedingt auf diese biblische Hoffnung hin ansprechbar. Die Hoffnungstexte, die das deutlich aussagen, stehen vor allem bei den Propheten (Jesaja 35, dann Jesaja 42 u.a.):

Die Blinden werden sehen, die Lahmen werden gehen. Dazu der bedeutende Text, den Jesus in der Synagoge von Nazareth vorliest (Jesaja 61,1 ff. in Lukas 4). Und so gibt es seit Jahrhunderten Menschen, die in ihrer Hoffnung an diesem Verheißungswort festhalten und darauf voll Sehnsucht warten: Wann wird es endlich soweit sein, daß der Eine kommt? Denn wenn er kommt, dann werden die Kräfte des Heils und der Heilung da sein. Dann wird Gott fertigwerden mit all dem Bösen in der Welt und mit aller Herrschaft, die Gott entgegensteht. Nicht einfach um das geht es, was uns und unserer Gesundheit im Wege steht, sondern um das Böse, das Gott selber im Wege steht und das dem Volk Gottes und der Schöpfung im Wege steht und darum mir, als dem einzelnen Menschen, der betroffen ist. Was wir Menschen uns geben können, das ist Linderung, Hilfe da und dort. Das ist nicht wenig, denn auch unsere Hilfe steht unter dem Zeichen, daß der Eine kommen wird. Dann aber wird Gott selbst da sein und seine Herrschaft aufrichten. Und dann werden die Kräfte der Heilung da sein. Die Rückführung der Schöpfung in den ursprünglichen Willen Gottes, in dem die Krankheit und das Leiden keinen Raum haben, das ist Gottes eigenes Tun.

b) Die biblische Hoffnung und der Dienst Jesu

Diese so tief in der biblischen Prophezeiung verwurzelte Hoffnung wird nun von Jesus Christus in seinem Dienst aufgenommen. Es beginnt damit, daß Jesus sagt: Jetzt ist es soweit. Die Herrschaft Gottes bricht jetzt an. Weil das so ist, weil die jubelnde Freude der ankommenden Herrschaft Gottes unter uns Raum greifen darf, darum kehrt um und glaubt an das Evangelium!

Es ist soweit! Dieses Wort von der anbrechenden Herrschaft Gottes wird nun durch das Handeln Jesu bestätigt, dadurch, daß die Kranken heil werden. Keinen wies Jesus zurück, der ihn um Heilung bat. Niemand wurde von ihm wegen dieser Bitte kritisiert. Nicht, daß alle in Israel gesund geworden wären, wohl aber alle, die sich an ihn gewandt haben oder durch andere zu ihm gebracht worden sind. Die Verheißung, daß er der Messias, der Sohn Davids ist, wird also in der Weise seines Dienstes aufgenommen und bestätigt. Geradezu aufregend ist nun, daß Jesus auch seine Jünger sendet, um seinen Dienst des Wortes und des Heilens zu tun.

Er hätte ja auch sagen können: Ich bin der Messias, ich heile. Ihr seid nur die Jünger, also predigt ihr. So ungefähr hat man sich das später in der Kirche vorgestellt. Jesus hat geheilt, wir predigen noch. Wenn man in den Evangelien die Texte liest, in denen davon berichtet wird, wie Jesus seine Jünger hinausgesandt hat, dann gibt es keine Beauftragung der Jünger, die nur den Auftrag zur Predigt enthält. Es gibt verschiedene Sendungstexte in den Evangelien: an die Zwölf in Matthäus und Markus, an die Zwölf sowie an die Siebzig bei Lukas. Immer lautet die Weisung: Geht hin, predigt, daß das Reich Gottes herbeigekommen ist, und heilt die Kranken. Der messianische Dienst ist ein Dienst der Verkündigung *und* der Heilung. Das heißt Evangelium. Diesen messianischen Dienst gibt Jesus seinen Jüngern und seiner Kirche weiter.

c) Der ganz andere Dienst Jesu zur Heilung der Menschen

Die prophetischen Worte hatten Hoffnung geweckt, und Jesus hat den Dienst getan, auf den die Menschen warteten. Aber er geht auf seinem Weg des Dienens noch weit darüber hinaus. Jesus hat getan, was man vom Messias nicht geglaubt, auch nicht erwartet hat. Darum waren die Menschen bis hinein in den engsten Jüngerkreis so verwirrt über ihn und seine Sendung, ja konnten ihn bis zu seinem Ende hin nicht verstehen. Er hat das Leiden nicht bloß weggeschafft, sondern hat es in seiner rätselhaften tiefsten Tiefe im Gehorsam auf sich genommen. Nach dem vielleicht geheimnisvollsten Text der Bibel (Jesaja 53) hat er die Krankheit auf sich genommen – nicht nur die Sünde, denn beides läßt sich in seiner Wurzel, an der es hier gepackt wird, gar nicht trennen. Und damit leidet Jesus den Schmerz, trägt die Krankheit, trägt die Schuld. Er hat den Krebs auf sich genommen, die Taubheit der Menschen. Er hat die Leukämie auf sich genommen und die Depression. Er hat die Schizophrenie auf sich genommen und die psychotischen Schübe. Er hat die Müdigkeit auf sich genommen, die die Menschen heimsucht, die Immunschwäche. Er hat all das Leid getragen und noch viel mehr: Er hat die unendliche Distanz, die das Leiden und die Schuld der Menschen zwischen Gott und dem Menschen aufrichten, die keiner von uns kennt und je ermessen kann, die Namenlosigkeit und Bodenlosigkeit der Sünde getragen. Die Echolosigkeit des Rufes nach Gott, die Echolosigkeit, die das tiefste Geheimnis der Verfallenheit an die Schuld und Sünde dieser Welt sein mag, die hat er auf sich genommen, um sie ans Kreuz zu tragen und die Welt »freizuleiden«, zu erlösen von dieser Tiefe und Schwere.

Wenn wir den leidenden Menschen sehen wollen, dann haben wir dorthin zu sehen: ans Kreuz Jesu. Dort hängt der leidende Mensch. Er liegt nicht in unseren Spitälern, er liegt nicht in unseren Sterberäumen, sondern er hängt dort am Kreuz, wo er ruft: Mein Gott, mein Gott, warum hast du mich verlassen? Dort sehen wir, wie der Mensch ist. Aber dort sehen wir ihn als den, der unser Leid und unsere Krankheit und unsere Schuld und unsere Immunschwäche trägt und überwindet. Weil Gott selber all das auf ihn hinaufgepackt hat, damit wir es nicht tragen müssen, sondern hinsehen dürfen, wie es getragen wird und getragen worden ist. Immer neu dürfen wir an diesem Ort in der Weltgeschichte stehen und dann glauben, weil wir das sehen!

Wir dürfen, ja vom Zeugnis der Bibel her müssen wir sagen: Der erste, der an der Gebrochenheit und Krankheit des Menschen leidet, ist Gott selbst, das sind nicht wir. Dem Leiden an der Gebrochenheit des Menschen ist Gott immer schon vorausgegangen. Und weil Gott leidet, darum komme ich mit meinem Leiden an der Gebrochenheit immer schon in die offenen Arme Gottes und seines Leidens mit hinein. Doch nun geht es ja weiter: Am leidenden Menschen darf ich dann Gottes Leiden entdecken und von Gott her deuten und von Gott her verstehen. An Jesus Christus und seinem Leiden darf ich begreifen – erst an ihm begreife ich es, nicht am Menschen –, bis in welche Bodenlosigkeit hinein Gott sich selbst zum gebrochenen Menschen gemacht hat.

Das ist das Geheimnis, das uns nun aufscheint und uns bis auf den Grund des Herzens Gottes sehen läßt: Gott selber macht sich an unserer Stelle zum gebrochenen Menschen und wird – nun in einem ganz anderen Sinn – der Mensch auf der Suche nach Gesundheit.

Die eschatologische Frage:
Was hat die Gebrochenheit unserer Geschichte
mit der Gesundheit des Menschen zu tun?

Israel hat bis heute Mühe damit, Jesus von Nazareth als den Messias zu erkennen. Dafür gibt es einen klar benennbaren Grund, der uns an einer kleinen Anekdote eines Rabbis deutlich werden kann.

Ein Rabbi lebte in Jerusalem, irgendwann, vielleicht im Mittelalter. Alle warteten in ungeheurer Anspannung, daß endlich der Messias kommt. Einem geistig Behinderten gelingt es, in der Synagoge den Schofar, das Widderhorn, zu entwenden. Er besteigt damit den Ölberg und bläst den Schofar. In Jerusalem entsteht eine ungeheure Aufregung. Könnte es der Messias sein, der nach der Überlieferung Israels auf dem Ölberg ankommen wird? Der Rabbi sitzt in seiner Studierstube und hört von alledem nichts. Es klopft, und man ruft ihn: »Rabbi, Rabbi, hör! Auf dem Ölberg, der Schofar! Der Messias!« Der Rabbi sieht zum Fenster hinaus, wo sich zwei Tiere auf der Straße um die Beute streiten. Er wendet sich weiter seinem Studium zu. »Noch ist nicht Friede, noch nicht die Erlösung. Der Messias ist noch nicht gekommen.«

Die Erwartung sitzt tief: Wenn der Messias kommt, dann wird die Welt erlöst sein, dann wird der Friede anbrechen. Diese Erwartung bringt nicht nur Israel in Verwirrung, sondern auch uns als Christenheit. Es gibt verschiedene Möglichkeiten, damit umzugehen:

Die eine Möglichkeit besteht darin, die Erlösung zur Aufgabe des Menschen, seines Willens, seines Strebens zu machen. Mit unserer Anekdote gesprochen, würde der Rabbi sagen: »Seht doch zu, daß endlich der Friede zwischen Mensch und Tier entsteht – dann kommt der Messias, dann ist er da!« Wahrhaftig, durch unsere menschlichen Möglichkeiten kann unendlich viel geschehen. Es soll nicht verschwiegen werden, wieviel Liebe, wieviel Fürsorge, wieviel Kreativität, die ja auch Gott gibt, zu den Möglichkeiten gehören, die in uns Menschen liegen. Aber es besteht die Gefahr, daß wir dabei stehenbleiben und das menschlich Erreichbare für die Grenze unserer Hoffnung halten.

Die zweite Form, mit dieser Spannung fertig zu werden, ist die, daß man die Augen vor der Wirklichkeit verschließt. Mit unserer Anekdote gesprochen, würde der Rabbi die Augen vor den streitenden Tieren,

20

vor dem bleibenden Unfrieden verschließen, um nur noch dem Klang des Schofars zu vertrauen. Man sieht ganz auf die Erlösung Gottes, in der Meinung, jetzt müsse sie doch endlich voll und ganz hereinbrechen. Wir kennen die Gefährdung, die darin liegt, daß man vor lauter Glauben den Glauben selbst überfrachtet. Zu welch inneren Nöten kommt es dann!»Wenn ich Gott und seiner Kraft nur genug zutraue, wenn ich nur genug bete . . . Jesus ist doch hier, sein Geist ist doch hier, seine Hilfe ist da – sollte das falsch sein?« Nein – und doch ja. Wo aus der Hoffnung auf Jesu Gegenwart, auf seine Hilfe ein Prinzip wird, das heute schon – bei genügend Glauben – immer wirkt, da verschließen wir die Augen vor der immer noch bleibenden Gebrochenheit unserer Geschichte, ja auch unseres Christseins. Wieviel Hoffnung wird da geweckt, geradezu gezüchtet – und letztlich doch nicht eingelöst. Vorne auf unseren Kanzeln und Podien stehen dann die, die Zeugnis geben über das, was sie erfahren haben. Weit hinten sitzen die anderen (oder sie sitzen eben nicht einmal mehr dort), diejenigen, die über jenen uneingelösten Hoffnungen enttäuscht und bitter geworden sind und in die Anonymität zurücksinken.

Was bedeutet also die Gebrochenheit unserer Zeit für die Bibel? Jesus hat uns seine Erlösung und seine Hilfe geschenkt, aber vollkommen erleben werden wir sie erst, wenn er wiederkommt. Darum ist unsere Zeit immer noch eine gebrochene Zeit. Es ist eine Zeit, in der er ganz da ist und darum tagtäglich und in jeder Begegnung, in jedem seelsorgerlichen Gespräch und in jeder Therapie ganz zu erwarten ist, ganz zu erbeten ist in seiner Fülle, Hoffnung und Hilfe. Und trotzdem: Wenn er kommt und eingreift, ist das immer ein *Zeichen* seines großen Kommens in der Vollendung der Zeit.

Einer meiner theologischen Lehrer hat mir einen Satz gesagt, der mir unvergeßlich geblieben ist: »In der Regel weckt Gott die Toten noch nicht auf.« Dieser Satz ist sehr genau zu hören. Es wäre Ausdruck von Schwärmerei, wenn er gesagt hätte: Gott weckt die Toten schon auf. Aber der Satz wäre in geheimnisvoller Umkehrung genauso Schwärmerei, wenn er gesagt hätte: Gott weckt die Toten noch nicht auf. Es wäre Schwärmerei im Gewand der großen Nüchternheit, die nicht ernst nimmt, daß Gottes Reich und Gottes Hilfe zeichenhaft in Vorwegnahmen, vielleicht manchmal in kleinen Hilfen und Tröstungen, manchmal auch in großen Zeichen von uns jetzt schon erhofft und erbeten und da und dort auch erfahren werden dürfen. Darum dieser kleine Zusatz: »in der Regel«. Es ist Gottes Freiheit, und es ist unsere Hoffnung, daß Gott in seinem zeichenhaften Handeln immer wieder diese Regel selbst durchbricht.

Wir wissen auch das andere, daß das Leiden an der Gebrochenheit dieser Zeit auch von uns jetzt erfahren und erlitten werden muß und noch nicht überwunden werden kann. Auch dem haben wir uns zu stellen. Besser sollten wir sagen: Wir haben uns darin an Gottes Seite zu stellen. Denn keiner leidet an der Gebrochenheit dieser Zeit so sehr wie er. Und darum darf manches unserer Leiden als Einladung Gottes verstanden werden: Ich leide an dieser Welt. Leide mit mir, bis die Zeit des Leidens im Verlauf der Geschichte zu ihrem Ende kommen wird!

Zum Schluß noch eine Aussage über Gott und eine Aussage über den Menschen: Unsere Zeit in ihrer ganzen Gebrochenheit ist immer noch die Zeit, in der Gott den Menschen sucht. Daß er den Menschen sucht, bedeutet, daß er ihn sucht in seiner Ganzheit von Leib, Seele und Geist, in der Ganzheit seiner Beziehungsfähigkeit, in der Ganzheit der Entfaltung dessen, was im Menschen angelegt und gemeint ist, in seiner Sehnsucht nach Ewigkeit und Erlösung. Und darum sucht er auch seine Gesundheit. Gott liebt den Menschen, denn der Mensch ist in seiner Ganzheit Gottes Bild.

Die zweite Aussage gilt dem Menschen: Gottes Ziel mit dem Menschen ist, daß er endlich, endlich Mensch wird. Ich sage es persönlich: Ich freue mich darauf, eines Tages endlich einmal zu wissen, wer ich wahrhaftig bin, als Mensch ohne die Gebrochenheit der Schuld der Welt und der eigenen Schuld. In all den zeichenhaften Überwindungen dieser Gebrochenheit kündigt sich etwas an von dem, was Gott ursprünglich gemeint hat, das wir von ihm glaubend, bittend und handelnd erwarten. Wer wir wirklich sind, das wissen wir jedoch im Tiefsten noch nicht.

So tut sich noch einmal ein tieferes Geheimnis vor uns auf: Der leidende Mensch auf der Suche nach Gesundheit ist der Mensch, den Gott auf dem Weg bis zu seiner Vollendung begleitet.

Gesundheit als Religion? Ich habe jene merkwürdige Gemeinde des Vereins für Volksgesundheit nicht noch einmal besucht. Und doch habe ich nun viele Jahre immer wieder darüber nachgedacht. In dieser Zeit hat sich meine Einstellung etwas gewandelt. Zunächst habe ich gelächelt, ja mich geärgert über diese Menschen mit ihrer Gesundheits-Religion. Heute denke ich: Bei aller Verschrobenheit, bei aller Einengung des Blickwinkels haben diese Menschen doch etwas gewußt von der Sehnsucht nach Heilung, die in jedem Menschen liegt. Nichts soll beschönigt werden, aber auch nichts verdächtigt. Wir sind oft schnell bereit, eine solche Suche egoistisch zu nennen. Aber welcher Kranke, der Schmerzen leidet, hat nicht schon erlebt, daß er in aller Kraftlosigkeit und vor lauter Schmerz plötzlich nur noch an sich selber denken kann? Wer will da urteilen?

Ja, vielleicht sollten wir nun glaubend noch tiefer sehen, um auch in solchen Menschen und ihrer Sehnsucht Gott selbst zu erkennen auf der Suche nach der Gesundheit des Menschen. Nicht die Wege, die da gegangen werden, sind damit akzeptiert. Nicht die Menschen, an die man sich da wendet, sind damit bestätigt. Wohl aber die innerste Sehnsucht des Menschen, daß auch ihm Hilfe zuteil wird. Wenn wir in unseren Kirchen den Dienst an den Kranken nicht tun und ihnen die Hoffnung des Evangeliums auch auf gesundheitliche Hilfe nicht geben, dann werden wir es auf uns nehmen müssen, daß sie zu ganz anderen Menschen und an ganz andere Orte gehen, die ihnen Hoffnung einflößen. Ist es nicht eigenartig: Zur Zeit des Neuen Testaments sind die Kranken nicht in die Synagogen gegangen. Sie haben gewußt, daß sie dort keine Hilfe erhalten. Genauso kommen die Kranken heute nicht in unsere Kirchen, im erfahrungsgesättigten Wissen, daß es dort für sie keine Botschaft der Hoffnung gibt. Welch Unterschied zum Dienst Jesu! Welch Unterschied zum Dienst der Jünger! Und welch Unterschied zum Auftrag Jesu an seine Jünger und seine Kirche!

Wir könnten unser Thema erweitern und zum Wort über unsere Kirche setzen: »Die Kirche auf der Suche nach dem Menschen, der auf der Suche nach Gesundheit ist.« Wo finden wir die Kranken heute außerhalb der Krankenhäuser? Wo finden wir die leidenden Menschen in ihrer Suche nach Gesundheit? Und warum finden wir sie auf solchen Wegen, bei solchen Personen, an solchen Orten und mit solchen Mitteln, über die wir schnell unsere Urteile fällen? Was ist da los – nicht mit diesen Menschen, sondern mit uns? Was ist los mit der Art, die christliche Botschaft, die christliche Hoffnung zu verkünden? Was ist mit uns los, wenn uns die Angst davor, falsche Hoffnungen zu erwecken, dazu führt, überhaupt keine Hoffnungen mehr zu erwecken oder selbst zu haben?

Wie anders hat Gott den tiefen Hunger der Menschen nach seinem Heilwerden in sich aufgenommen und beantwortet!

Wenn wir Gott verstehen und glauben lernen als den, dem die Ganzheit und damit das Heil-Sein des ganzen Menschen tiefstes Anliegen ist, weil es um sein Bild geht, dann haben wir eine Botschaft auch für den Menschen auf der Suche nach Gesundheit. Wenn wir zu verstehen bereit sind, daß die Suche nach Gesundheit nicht einfach eine Ausflucht der Menschen ist, sondern von Gott her tief zum Menschen gehört, dann haben wir eine Botschaft für den Menschen auf der Suche nach Gesundheit. Und wenn wir Jesus Christus verstehen lernen als den, für den der Mensch in seiner irdischen und seiner ewigen Gestalt gar nicht voneinander trennbar ist, der darum Schuld und Krankheit der Menschen auf sich genommen und sie getragen hat bis in die tiefste Tiefe der Gottesferne, dann haben wir eine Botschaft für den Menschen auf der Suche nach Gesundheit.

Kapitel 2

Alternative Medizin und die Suche nach innerer Harmonie

Das Ideal der Gesundheit bestimmt den modernen Menschen in einem Maße wie in keinem Jahrhundert zuvor. Wohl war es immer die Sehnsucht des Menschen, gesund, vital und jugendlich zu sein. Doch nie zuvor erschien Gesundheit so machbar wie in unserer Zeit. Mußte man früher Schmerzen und Schwachheit als Teil der menschlichen Vergänglichkeit annehmen, so ist diese Ergebenheit einer fordernden Haltung gewichen: »Ich habe das Recht auf Gesundheit! Hilfe ist möglich; man muß nur wissen, wo man sie bekommt!« Und doch gibt es auch heute noch Leiden, die allen Bemühungen der Ärzte trotzen. Rafften früher Infektionskrankheiten die Menschen hinweg, so sind es heute Herz-Kreislauf-Krankheiten und Krebs. Es reicht nicht, darauf hinzuweisen, daß ein Kranker alles tun wird, um seine Gesundheit wiederzuerlangen. Die breite Anwendung alternativer Heilweisen und die Suche nach Gesundheit um jeden Preis geht tiefer. Eine schwere lebensbedrohliche Krankheit wie zum Beispiel Krebs erschüttert sowohl den *Machbarkeitswahn* der Medizin als auch den unbewußten *Unverwundbarkeitsmythos* des modernen Menschen. Krebs konfrontiert uns mit den Verdrängungsmechanismen, derer sich der Mensch bedient, um der Realität der Verletzbarkeit, der Schwachheit und Vergänglichkeit nicht ins Auge schauen zu müssen.

Machbarkeitswahn und Unverwundbarkeitsmythos

Die Erfolge der modernen Medizin haben viele Ärzte und Pflegende unter die Zwangsherrschaft einer Technologie-Gläubigkeit gebracht, verblendet in der Illusion, Gesundheit sei machbar. Doch es wäre verfehlt, diese Tendenz nur in der Schulmedizin auszumachen. Der Machbarkeitswahn kann ein Auswuchs *jeden* heilenden Wirkens sein, das – losgelöst von tieferen Überlegungen nach dem Sinn des Lebens und der Realität des Leidens – Gesundheit zum machbaren Gut und verbrieften Recht degradiert und den Kampf für die Gesundheit zum beherrschenden Lebensinhalt erhebt, den man entweder gewinnt oder an dem man scheitert. Häufig wird dabei die schmerzliche Wirklichkeit chronischer Leiden verdrängt, die weder durch spektakuläre Operationen noch durch tiefgreifende Psychotherapie einer Heilung zugänglich gemacht werden können, sondern vom Arzt ein völlig anderes Vorgehen verlangen.

Da ist aber noch ein zweiter Faktor, der die Suche nach Gesundheit um jeden Preis charakterisiert: die Neigung des Menschen, die Möglichkeit persönlichen Unglücks zu verdrängen, bis die Realität ihn eines anderen belehrt. Dieser Unverwundbarkeitsmythos steht unter dem Motto: »Mich trifft es nicht!« Aber oft genug zerbricht der Mensch an der Verdrängung des Leidens, an der Weigerung, seine Grenzen anzuerkennen und mit ihnen zu leben, wie dies von H.E. Richter (»Der Gotteskomplex«, s. Literatur im Anhang) in eindrücklicher Weise dargestellt wurde.

Was aber, wenn die Realität diese Illusion durchbricht, wenn der Arzt nun eben doch eine schwere Erkrankung, vielleicht sogar Krebs feststellt? Der Betroffene erlebt eine enorme Spannung zwischen seinem Wunsch nach Gesundheit und der als hart, grausam und ungerecht empfundenen Wirklichkeit. Eine tiefgreifende innerseelische Erschütterung bis hin zur schweren Depression ist die Folge. So wie ein Erdbeben einen Geröllhang ins Rutschen bringen kann, so löst diese innere Erschütterung grundlegende Fragen, Gefühle und Vorstellungen aus, die der Betroffene bisher verdrängt oder als längst überholt und unwichtig betrachtet hatte. Im Angesicht einer schweren Krankheit werden sie jedoch neu aktiviert und äußern sich in drei Grundtendenzen:

1. Im Erleben eigener Schwachheit, im Gefühl von Ausgeliefertsein, Hilflosigkeit, Alleinsein im gnadenlosen Kampf mit der Krankheit – und als Folge im Bedürfnis nach Zuwendung und Hilfe, woher sie auch kommen mögen.
2. Im verzweifelten Wunsch, zu leben und zu überleben, koste es, was es wolle.

3. In der Frage nach dem Sinn des persönlichen Lebens, nach Gerechtigkeit, Schuld und Zufall, nach den letzten Wahrheiten des Daseins, im religiösen Kontext oft in der Frage nach Gott und seinem Wirken in dieser Welt.

Eine einseitig technisierte Schulmedizin, aber auch eine rein somatisch, das heißt, auf die körperlichen Symptome ausgerichtete Alternativmedizin kann diesen Bedürfnissen nicht gerecht werden. Auf der einen Seite fordern viele Patienten von der etablierten Medizin den Einsatz aller Mittel zur Wiedererlangung ihrer Gesundheit. Wenn die Schulmedizin dann aber ihre Grenzen eingesteht, wird dies oft als Ausdruck von Hilf- und Hoffnungslosigkeit gedeutet, in deren Schatten sich Patienten und ihre Angehörigen auf den langen Weg der Suche nach Gesundheit durch alternative Heilmethoden aufmachen. In ihrer Not kann sie die Logik nicht trösten. Das Versprechen von Hilfe und Heilung in der Alternativmedizin gibt ihnen – zumindest vordergründig – neues Vertrauen, das Kräfte mobilisiert und Hoffnung weckt.

Die Problematik psychischer Befindensstörungen

Wir haben bisher von den körperlichen Krankheiten gesprochen, die Menschen an den Rand der Verzweiflung bringen, insbesondere von sich lang hinziehenden Leiden, für die die Ärzte nur wenig Hilfe bieten können. Ich denke an chronische rheumatische Beschwerden, an lästige Allergien, an ständig wiederkehrende Erkältungskrankheiten und dauernde Kopfschmerzen. Oft haben diese Leiden auch etwas mit dem psychischen Bereich zu tun, der mich als Psychiater natürlich besonders beschäftigt.

Die Problematik psychischer Befindensstörungen scheint aktueller denn je. So schreibt der deutsche Arzt Hufeland: »Noch nie waren Nervenkrankheiten so häufig wie jetzt, noch nie so mannigfaltig.« Doch das Datum der Niederschrift mag erstaunen: Diese Klage brachte er schon 1812 zu Papier! Umfassende Untersuchungen haben gezeigt, daß das Risiko, an einer schweren psychischen Störung zu erkranken, sich über die letzten Jahrzehnte *nicht* erhöht hat. Die Zahl der Betten in psychiatrischen Kliniken wurde in den letzten zwanzig Jahren sogar um ein

Drittel reduziert. Hingegen kann man davon ausgehen, daß leichtere Depressionen und psychosomatische Beschwerden zugenommen haben. Zumindest werden sie deutlich häufiger an Ärzte und Therapeuten herangetragen. Studien zur psychischen Gesundheit in Zürich haben dramatische Zahlen zutage gefördert: 30 bis 40 Prozent der Männer und 50 bis 60 Prozent der Frauen im Alter zwischen 20 und 30 Jahren klagten über psychosomatische Beschwerden. Jede vierte junge Frau hat bereits ärztliche Hilfe bei einer Depression in Anspruch genommen!

Der Begriff Depression ist allerdings in einer unzulässigen Weise ausgeweitet worden, ja teilweise verkommen zu einer unreflektierten Bezeichnung für jede psychische Befindensstörung, für jede Abweichung von dem oft selbst gesetzten Ideal seelischer Ausgeglichenheit. Man spricht heute viel offener über psychische Probleme und Krankheiten. Die »Angefochtenen« von früher sind die »Depressiven« von heute. Damit soll das Ausmaß seelischen Leidens nicht verharmlost werden. Rund fünf Prozent der Bevölkerung leiden an schweren psychischen Problemen, die dringend einer fachkundigen ärztlichen Behandlung bedürfen. Doch bei der Mehrzahl der Beschwerden handelt es sich um Persönlichkeitsprobleme und Befindensstörungen, die nicht im engeren Sinne als psychische Krankheit bezeichnet werden können. Die steigende Zahl von Scheidungen legt immer mehr Kindern die Last früher seelischer Verletzungen und Entbehrungserfahrungen auf. In unserer auf Wohlstand, persönliches Glück und individuelle Selbstverwirklichung ausgerichteten Gesellschaft spüren immer mehr Menschen schmerzlich ihre eigenen Grenzen, ihr Unvermögen angesichts dieser Ideale. Unvollkommenheit, Leiden und Vergänglichkeit werden aber schamhaft verschwiegen, übertüncht und ausgegrenzt. Wer das nicht schafft, ist »therapiebedürftig«.

Was sind denn nun die Schwierigkeiten derjenigen Menschen, die in diesen »Mittelbereich« seelischen Leidens fallen, der zwar ärztlich nur schwer behandelbar ist, dennoch aber zu ausgeprägtem Leiden führen kann? Sogenannte psychosomatische Störungen umfassen funktionelle Herz- und Atembeschwerden, Magen-Darm-Probleme, Kreislaufstörungen, Rückenschmerzen und Kopfschmerzen. (Der Begriff »funktionell« umschreibt Beschwerden, die vom Patienten als störend erlebt werden, jedoch nicht durch medizinische Befunde einer organischen Veränderung belegt werden können.) Dazu kommen oft psychische

Schwierigkeiten, die durch folgende Eigenschaften bestimmt sind: allgemeine Unsicherheit, Ängstlichkeit und innere Konflikthaftigkeit, Hemmungen und Kontaktstörungen, Gefühlsverstimmungen und verminderte Leistungsfähigkeit. Diese Schwierigkeiten werden auch als *neurotische* Eigenschaften bezeichnet. Der neurotische Mensch leidet denn auch an einer

- verminderten Genußfähigkeit,
- verminderten Beziehungsfähigkeit,
- verminderten Leistungsfähigkeit.

Psychosomatisches Leiden und charakterliche Eigenheiten werden heute nicht mehr als Teil der ureigensten Persönlichkeit betrachtet, mit der man eben zu leben hat. Vielmehr sind sie Anlaß zur Selbstprüfung, zum Hinterfragen der Vergangenheit und zur persönlichen Sinnfindung in einer immer komplexer werdenden Welt. Hatte man sich früher mit seinen Grenzen abzufinden, so raunen einem heute die verschiedensten Stimmen zu, auf die Botschaft des Körpers zu hören, seine Bedürfnisse wahrzunehmen und sich aufzumachen auf den Weg der Freiheit, der Entfaltung und der Heilung.

Der Machbarkeitswahn, lange Kennzeichen einer technisierten, verwissenschaftlichten Medizin, hat nun auch die psychotherapeutische Szene erfaßt. Auf der einen Seite ist es sicher gut, daß es vermehrt Angebote für psychisch Leidende gibt. Auf der anderen Seite wächst in der Therapieszene ein Dschungel von Angeboten unterschiedlichster Couleur und Qualität, der kaum mehr überschaubar ist. Und die von seelischen Nöten betroffenen Menschen folgen den Sirenenklängen immer neuer Therapien, die ihnen »Befreiung für alle« verheißen (so ein Werbeslogan des inzwischen verstorbenen Gurus Bhagwan Sri Rajneesh).

Als Ärzte, Pflegende und Therapeuten müssen wir die Sehnsucht nach Heilung und Befreiung ernst nehmen und unsere Patienten durch die Stadien begleiten, in denen sie lernen, mit ihrer Schwachheit und Krankheit umzugehen. Wir müssen uns ernsthaft mit alternativen Heilmethoden auseinandersetzen und uns selbstkritisch fragen, was wir von den Heilern lernen können. Andererseits haben wir auch die Verantwortung kritischer Reflexion, gerade wenn wir von Betroffenen in ihrer Not gefragt werden, was von alternativen Heilangeboten zu halten ist.

Das Angebot der alternativen Medizin in kritischer Reflexion

Im folgenden möchte ich einen kurzen Überblick über das Angebot alternativer Heilmethoden bei psychischen Schwierigkeiten geben, Heilmethoden, die sich vom bewährten pflanzlichen Hausmittel bis hin zum esoterischen Meditationskurs erstrecken. Tabelle 1 gibt einen ersten, sehr unvollkommenen Überblick über die vielfältigen Methoden der alternativen Medizin. (Wer eine ausführliche Übersicht sucht, dem sei »Die andere Medizin«, ein Buch der Stiftung Warentest, empfohlen, das bei der Stiftung Warentest, Postfach 81 06 60, D–79523 Stuttgart, Tel. 07 11 / 7 25 21 90, bezogen werden kann.) Dieser erste Überblick soll zur eigenen Auseinandersetzung mit den Ansprüchen und (Heils-) Botschaften der Alternativmedizin anregen.

Tabelle 1: *Methoden der alternativen Medizin*

1. Diagnostische Methoden

Radiästhesie / Pendeln
Irisdiagnose
Biorhythmen
Aura (Kirlian'sche Photographie)
Bio-Indikatoren
homöopathisches Arzneimittelbild
Muskeltest der Kinesiologie

2. Physikalisch-energetische Therapiemethoden

Akupunktur und ihre Varianten
Edelsteine
Kupfer-Ringe, Abschirmgeräte, Bio-Magnetwellen
Mind-Machines
Bioresonanz-Modulatoren
Fußreflexzonen-Massage
Kinesiologie und Touch for Health

30

3. (Pseudo)biologische Therapiemethoden

Homöopathie
Bach-Blüten
Anthroposophische Medizin
Frischzellen-Therapie
Neuraltherapie
Spurenelemente und Mega-Vitamine
Phytotherapie (pflanzliche Heilmittel)
Diäten, Saftkuren

4. Psychotechnische und meditative Verfahren

Yoga und Meditation (TM, Zen, Reiki etc.)
Bio-Energetik und Primärtherapie
Rebirthing
Reinkarnationstherapie
Körperzentrierte Psychotherapie
Sophrologie
Alexandertechnik, Rolfing, Feldenkrais
Visualisierung (Simonton)
Silva-Mind-Methode

5. Geistheilung im engeren Sinne

Fernbehandlung
Besprechen, Magnetisieren
»Spirituelle Beratung« durch ein Medium
Geistoperationen
Channeling

Oft kann eine Methode nicht nur unter eine Rubrik gefaßt werden. So bedient sich die anthroposophische Medizin einiger Pflanzenmittel, verschiedener diagnostischer Methoden, körperbezogener Techniken und Meditationen.

Die Bewegung der alternativen Medizin darf nicht nur negativ gesehen werden. Ich habe viele Menschen kennengelernt, die vornehmlich an funktionellen Krankheiten litten und die für sich persönlich eine gewisse Hilfe durch alternative Heilmethoden erfuhren. Alternative Medizin setzt ein notwendiges Gegengewicht zu einer unkritischen Übernahme unserer westlichen technisierten Medizin und konfrontiert uns mit einer wichtigen Herausforderung, die mit einigen Stichworten umrissen werden soll. Es geht um

- vermehrte Eigenverantwortung,
- eine Erschütterung des blinden Vertrauens auf Chemie und Technik,
- den sinnvollen Einsatz natürlicher Produkte,
- eine ausgewogene Ernährung,
- eine streßärmere Lebensführung.

Und doch: Hinter dem Stichwort »Alternativmedizin« verbirgt sich längst nicht mehr nur eine Sammlung bewährter Hausmittel aus Großmutters Zeiten. Häufig sind die Methoden durchdrungen von östlich-mystischem Gedankengut. Es geht nicht mehr nur um natürliche Heilung, sondern um die Vermittlung alter Mysterien im neuen Gewand esoterischer Spiritualität. Dadurch entstehen gerade für Menschen, die sich dem christlichen Glauben verpflichtet fühlen, große Spannungsfelder. Es muß deshalb kritisch gefragt werden: Lassen sich die positiven Anliegen der alternativen Medizin auch im Rahmen eines christlichen Weltbildes verwirklichen? Oder müssen wir uns kosmischen Energien und esoterischen Geheimlehren öffnen, um gesund zu werden und gesund zu leben? Wie kann man die verschiedenen Methoden unterscheiden? Welche Alternativen gibt es? Mehr denn je braucht man Weisheit, um nur diejenigen Methoden und Mittel anzuwenden, die eine natürliche Basis haben, ohne aus esoterischen Quellen zu schöpfen.

Was macht alternative Medizin attraktiv und populär?

Alternative Medizin ist attraktiver denn je. Was aber macht sie so anziehend? Ich sehe vier Aspekte:

Unsere Gesellschaft sieht in ihr eine Alternative zu den vielfach kritisierten Auswüchsen der technischen Medizin, die auch einhergehen mit einer kaum mehr zu bezahlenden Kostenexplosion im Gesundheitswesen. Der Ruf »Zurück zur Natur!« spricht nicht nur erdverbundene Menschen aus der Öko-Szene an. Auch die Manager der Krankenkassen läßt er hoffen, denn sie rechnen sich Einsparungen aus. Und schließlich liegt das Interesse an alternativen Heilmethoden voll im Trend, denn Esoterik ist aus dem Nischendasein obskurer Geheimlogen ausgebrochen und zum unverzichtbaren Bestandteil von Zeitungsrubriken und Talkshows geworden. Von diesem Aspekt soll in einem weiteren Abschnitt die Rede sein.

Zum zweiten ist alternative Medizin aber auch attraktiv für die betroffenen Patienten, für diejenigen, die Leiden existentiell an ihrem Körper und ihrer Psyche erleben. Eine Umfrage unter 83 Krebspatienten in einem großen Krankenhaus in der Schweiz ergab folgende Gründe für die Anwendung von alternativen Heilmethoden: 1. Der Wunsch, alles Menschenmögliche zu tun, um wieder gesund zu werden (59 Prozent); 2. Der Wunsch, auch die psychischen Kräfte zu mobilisieren (42 Prozent); 3. Berichte von erfolgreichen Alternativbehandlungen bei anderen Patienten (34 Prozent); 4. Der Wunsch nach einer »ganzheitlichen« Behandlung (28 Prozent); 5. Die Hoffnung auf eine »sanftere« Medizin mit weniger Nebenwirkungen (22 Prozent); 6. Enttäuschung durch die konventionelle Krankenhausmedizin (8 Prozent).

Drittens ist alternative Medizin aber auch für Christen attraktiv. Sie vertritt nämlich Werte, die – zumindest bei vordergründiger Betrachtung – näher beim christlichen Menschenbild liegen als der oben erwähnte Machbarkeitswahn der Wissenschaft. Viele Christen fühlen sich angesprochen von der Betonung der Ganzheit, der Bedeutung von Geist, Seele und Leib für das Wohlbefinden. Wird da nicht weit über die einseitige Leiborientiertheit der Schulmedizin hinausgegangen? Spannt sich hier nicht die lange geleugnete Brücke zur unsichtbaren Wirklichkeit, zur heilenden Wirkung des Glaubens und des Gebets? Eröffnet sich nicht gerade in der Alternativmedizin der Dialog zwischen Wissenschaft und Glaube? Eine häufig religiöse Wortwahl scheint dies zu bestätigen. So schreibt die Heilpraktikerin und Reiki-Meisterin Beate Blaszok (»Reiki fürs Leben«, S. 11 und 13): »Seit meinem dreizehnten Lebensjahr war ich auf der Suche. Schon früh wollte ich wissen, wie Jesus Christus mit Handauflegen heilen konnte. Viele Jahre lang spürte ich den tiefen Wunsch in mir, selbst erleben zu dürfen, wie Menschen über die Hände geheilt werden . . . Ich erfuhr, daß wir nur in der Kraft des Lichts unser wahres Zuhause finden können und daß Reiki all das fördert, was Licht in uns ist. Aus diesem Licht ist alles geboren, dieses Licht ist der Ursprung der ganzen Schöpfung, dieses Licht heilt Körper, Geist und Seele – weil es unser eigenes inneres Licht erstrahlen läßt.«

Eine gläubige Patientin, die sich in ihrer Not an einen Geistheiler wandte, sagte mir: »Ich verstehe nicht, warum Sie nicht für solche Formen der Heilung sind! Er spricht doch auch von Gott und den Engeln! In seinem Sprechzimmer hängt ein großes Kreuz, und auf dem Schreibtisch liegt eine dicke Bibel. Ja, er betet sogar mit mir!«

Zum vierten spricht Alternativmedizin ganz allgemein grundlegende Bedürfnisse des Menschen an. Sie verspricht, auf unsere Sehnsucht nach Gesundheit und Wohlbefinden einzugehen. Sie zeigt Zusammenhänge zwischen Nahrung und Befinden auf, warnt vor Umweltgiften und Fast food und gibt Wegweisung für eine gesunde Ernährung. Alternative Heiler wagen oft viel zuversichtlicher als Ärzte Versprechungen zu machen und kommen damit dem Sicherheitsbedürfnis vieler Patienten entgegen. »Meine Ärztin konnte mir nicht sagen, wann meine Beschwerden abklingen werden oder woher sie kommen«, sagt mir eine Patientin, »aber der Heilpraktiker hat mir deutlich gemacht, daß ich mich falsch ernährt habe. Wenn ich jetzt die Diät und die homöopathischen Mittel ein halbes Jahr lang einnehme, dann wird es mir sicher bessergehen.« Oft erhoffen sich Patienten bei alternativen Heilern auch mehr Zuwendung als beim Arzt. In der Tat kann eine ausführliche Befragung bei der Bach-Blütentherapie ein vertieftes Gespräch ermöglichen, das weit über die Zuwendung im Rahmen einer kurzen ärztlichen Konsultation hinausgeht. Gerade bei psychischen und psychosomatischen Beschwerden steht der Wunsch nach seelischer Harmonie, nach Lebenssinn und Frieden mit sich und der Welt im Vordergrund. Die Botschaft von der Rückkehr zu den Wurzeln, von Selbstfindung und Einswerdung mit dem Kosmos fällt hier auf besonders fruchtbaren Boden.

Esoterik und alternative Medizin

Es wurde schon angesprochen: Alternative Heilmethoden werden in der heutigen Zeit zunehmend mit einer Weltanschauung verbunden, die als Esoterik bezeichnet wird. Sprach man früher von Okkultismus, so machte in den Siebziger Jahren ein neues Schlagwort Furore: die New-Age-Bewegung. Heute haben sich die gleichen Inhalte unter dem Überbegriff Esoterik einen Namen gemacht. Esoterik bedeutet im ursprünglichen Sinn eine Geheimlehre für Eingeweihte, die zu Gesundheit, Glück, Selbsterkenntnis und Sinnfindung verhelfen soll. Daß eine Geheimlehre populär wird, ist eigentlich ein Widerspruch in sich, aber »Esoterik« hat sich als Sammelbegriff bereits eingebürgert. »Die neue Suche nach Sinn«, so schreibt der Spiegel (Nr. 52/1994), »hat eine diffuse Subkultur entstehen lassen, die im Ausmaß und in der Vielfalt ihrer Erscheinungsformen alle bisherigen in den Schatten stellt – und die mit dem Begriff Esoterik mehr schlecht als recht beschrieben ist.«

Zahlenmäßig ist die Bewegung in unseren westlichen Kulturen nicht mehr zu übersehen. Man schätzt, daß etwa 30 Prozent der Deutschen und etwa 20 Prozent der Schweizer offen für Esoterik sind. Damit stellen sie die am schnellsten wachsende religiöse Gruppierung dar. Nach einer Studie des Pastoralsoziologischen Institutes in St. Gallen (Dubach & Campiche, S. 120) ist diese Gruppe der »Neureligiösen« geprägt von »neureligiösen Praktiken«, wie »Horoskope und Astrologie, Wahrsagen und Hellsehen, Körper- und Atemtherapie, Yoga, Pendeln sowie heilenden Einflüssen durch Steine oder durch Personen mit besonderen geistigen Kräften.«

In einer Übersicht über aktuelle Themenbereiche der Esoterik finden sich folgende Stichworte (»Das große Praxisbuch der Esoterik«, Goldmann, München 1992):
- Spirituelle Körpererfahrung
- Die Kraft des Atems
- Yin-Yang-Massage
- Ein geheimes Tantra-Sex-Ritual
- Ganzheitliches Heilen
- Taoistische Übungen für das Herz
- Energiearbeit mit Aura und Chakras
- Energiearbeit mit Kristallen

- Meditation
- Spirituelle Hilfsmittel (Tarot, Pendel, Edelsteine usw.)
- Magisches Hexenwissen
- Mondmeditationen und -rituale
- Wie Sie unendlichen Reichtum erlangen
- Techniken des Positiven Denkens

Zusammenfassend kann man sagen, daß es keinen Bereich der Magie, des Okkulten und des östlichen Mystizismus gibt, der nicht unter dem Stichwort Esoterik vereinnahmt würde.

Vier Grundhypothesen der alternativen Medizin

Betrachtet man die vielfältigen Erklärungsmodelle der Alternativmedizin, so kristallisieren sich immer wieder vier wesentliche Elemente heraus, die ich als die vier Grundhypothesen der alternativen Medizin bezeichnen möchte:

1. *Der Mensch und das Universum werden von kosmischer Energie durchflossen.*
Diese kann ganz unterschiedliche Namen haben: Lebenskraft, Bioenergie, Ch'i, Prana oder ganz einfach Gott. Östlich orientierte Heilmethoden haben verschiedene Systeme beschrieben, in denen diese Energie zirkuliert: Da sind zum einen die *Meridiane,* die durch Akupunktur, aber auch durch Kinesiologie beeinflußt werden sollen. Da ist aber auch von *Chakras* die Rede: Der Begriff der Chakras kommt aus dem Hinduismus und bezeichnet sieben Energiezentren im Körper, durch die die Lebensenergie, Ch'i, strömen soll. So symbolisiert das Scheitel-Chakra die göttliche Energie-Ebene, das Stirn-Chakra die Psi-Kräfte, das Herz-Chakra die Liebe mit astralen Energien, das Nabel-Chakra die Gefühle oder das Unbewußte und das Wurzel-Chakra die Sexualität. Psychische und körperliche Störungen sollen zu Energieverschiebungen in diesen Energiezentren führen. Um sie zu heilen, wird durch verschiedene Methoden versucht, die Energie wieder auszubalancieren (zum Beispiel durch »Meditation, geführte Traumreisen, Polarity, Pendelarbeit« – Zitat aus einem Kursangebot).

2. Der Makrokosmos findet seine Entsprechung im Mikrokosmos (Entsprechungslehre).

So spiegelt sich die große Welt der Sterne im Schicksal des Menschen wider (Astrologie), die kleine Welt der Augen ist das Abbild der großen Welt des Körpers (Irisdiagnose), die Handlinien spiegeln das Lebensschicksal wider. Der Makrokosmos des körperlichen Befindens läßt sich ablesen und behandeln am Mikrokosmos der Fußreflexzonen (Fußreflexzonen-Massage) oder aber an der Ohrmuschel (Ohr-Akupunktur). Bei den Bach-Blüten wird eine Entsprechung zwischen Blüten und Gemütszuständen postuliert, und beim Auspendeln von Heilmitteln geht man davon aus, daß es eine Entsprechung zwischen den krankhaften Schwingungen des Patienten und dem heilenden Elixier gebe.

3. Krankheit entsteht durch ein Energie-Ungleichgewicht,

durch Disharmonie mit der universellen kosmischen Energie. Diese wird durch eine Vielfalt von Störungen verursacht. Da ist die Rede von krankmachenden Schwingungen (»Wasseradern«), von »Reizzonen«, von «Störfeldern« oder von krankmachenden kristallinen Stoffwechselschlacken, die den Fluß der Lebensenergie behindern. Aber auch im psychischen Bereich werden Ursachen für eine Störung der Harmonie gesucht. Insbesondere die Bach-Blütentherapie spricht von unerwünschten Seelenzuständen, in denen sich die Persönlichkeit vom großen kosmischen Energiestrom abgewandt hat.

4. Heilung ist die Wiederherstellung der Harmonie mit der kosmischen Energie.

Viele Alternativtherapien versuchen dem Patienten fehlende Lebensenergie zu vermitteln, Schwingungen zu harmonisieren oder das Gleichgewicht von Yin und Yang wiederherzustellen. Dabei handelt es sich nicht nur um ein gewöhnliches medizinisches Wirken. Vielmehr versteht die Esoterik Heilung auch als Heilsvermittlung. So beschreibt Dethlefsen (1979, S. 161 ff.) die Potenzierung homöopathischer Mittel als einen »schrittweisen Vergeistigungsprozeß der Materie«. Er faßt dann zusammen, »daß jedes Kranksein eine mikrokosmische Wiederholung dessen ist, was wir Sündenfall nennen, und deshalb jede Heilung ebenfalls ein Erlösungsprozeß im kleinen sein muß« (S. 165).

Es muß noch einmal betont werden, daß aus diesen vier Grundhypothesen nicht abgeleitet werden kann, daß jeder Anwender von alternativen Heilpraktiken auch die Grundannahmen der Esoterik übernimmt.
Ich habe in Gesprächen mit Patienten und Heilpraktikern immer wieder
festgestellt, daß es ihnen fernliegt, ihre pflanzlichen Heilmittel oder die
Anwendung von Akupunkturnadeln im esoterischen Sinne heilbrin-
gend anzuwenden. Viele Bücher stellen aber genau diese Zusammenhänge her, so daß auch die Patienten letztlich die Erfahrung der Hilfe
durch eine alternative Heilmethode mit der esoterischen Erklärung verbinden. Somit ist esoterische Medizin trotz aller gegenteiligen Beteu-
erungen mancher Heilpraktiker zu einem wesentlichen Wegbereiter der
neuen Religiosität in unserer Kultur geworden.

Die Frage nach der Unvereinbarkeit mit dem christlichen Glauben
muß vor allem dort gestellt werden, wo nicht mehr klar zwischen dem
Geschöpf und dem Schöpfer unterschieden wird, wo unter dem Stichwort der kosmischen Harmonie das Geschöpf zum Teil des Universums
und letztlich auch zum Teil Gottes gemacht wird. Damit wird häufig
auch das Heilmittel nicht mehr als Teil der Schöpfung gesehen, die uns
zur Hilfe anvertraut ist, sondern als Brücke zur Erlösung und zur Einheit mit Gott.

Um diese Frage zu klären, gilt es zu unterscheiden zwischen der *Erklärung* für ein hilfreiches Wirken eines Mittels aus der Schöpfungsord-
nung heraus und dem religiös gefärbten Glauben, der die Brücke zur
übersinnlichen Welt schlägt.

Immer mehr Menschen sind heute bereit, alles andere zurückzustel-
len, um seelische Harmonie zu finden. Therapie, in welcher Form auch
immer, wird zum Lebensinhalt. Alles muß sich dem Ziel der Selbstfindung unterordnen. Während gewachsene Beziehungen zur Familie und
zu Freunden »aus therapeutischen Gründen« abgebrochen werden,
sucht man neue Geborgenheit in den künstlichen Welten therapeuti-
scher Beziehungsnetze. Auch der Glaube wird in Frage gestellt. Was
nicht dem Ziel dient, persönliches Glück, Heilung und Harmonie zu erlangen, wird über Bord geworfen, damit man sich auf den Weg nach einem neuen Lebenssinn machen kann. Glaubensinhalte und Weltanschauungen werden gewechselt wie ein altes Kleid. Der *Spiegel* (52/
1994, S. 89) spricht von einer »Swatch-Spiritualität«: »Man hat viele,
trägt heute die, morgen eine andere.«

So wird die Suche nach Heilung viel mehr als die Suche nach einer medizinischen Wiederherstellung der Gesundheit; Krankheit wird zum Weg der Suchenden (vgl. das erfolgreiche Buch »Krankheit als Weg« von Dethlefsen und Dahlke), die sich zu einer Fahrt (oftmals zu einer Odyssee) aufmachen, die sie an die Gestade eines neuen Lebensinhaltes, eines neuen Lebenssinnes, ja ins Paradies der Erlösung von aller Unvollkommenheit und allem Unwohlsein bringen soll. Je größer die Not bei der Abfahrt, desto größer auch die Bereitschaft, alles zu machen, um geheilt zu werden. In den letzten Jahren werden zunehmend Angebote gemacht, die Christen nicht ohne kritische Rückfragen anwenden können. Im folgenden Kapitel sollen deshalb einige Methoden exemplarisch ein wenig näher betrachtet werden.

Kapitel 3

Neue Trends in der Alternativmedizin

Auch in der Alternativmedizin folgt eine Welle der anderen. Manches hat sich in den letzten zehn bis zwanzig Jahren gewandelt. Im Vordergrund der Diskussion stehen heute nicht mehr Homöopathie, Irisdiagnose oder Akupunktur, sondern stärker esoterisch geprägte Diagnose- und Heilungsmethoden. Lassen Sie mich einige davon herausgreifen und daran etwas von den Konzepten erläutern, die zur Zeit aktuell sind.

Die ausgewählten Beispiele berühren drei wichtige Heilprinzipien – Pflanzen, Kristalle und heilende Hände. Sie alle wollen auf ihre Art heilende und harmonisierende Energie übertragen. So repräsentieren die Bach-Blüten eine Sonderform der pflanzlichen Heilmittel, die allerdings viel mit der Homöopathie gemeinsam hat. Die Edelsteine spiegeln den neuen Glauben an eine von geistigen Kräften beseelte Erde wider. Reiki und Kinesiologie führen traditionelle chinesisch-japanische Konzepte in einer pseudowissenschaftlichen Form des schamanistischen Handauflegens weiter. Daneben gibt es eine Unzahl weiterer alternativer Heilweisen, die in unterschiedlichem Ausmaß von esoterischen Vorstellungen inspiriert sind.

Tabelle 2: *Einige neuere alternative Heilmethoden, die in unterschiedlichem Maße von esoterischen Vorstellungen inspiriert sind:*

- Aromatherapie
- Bach-Blüten
- Bio-Energetik und Primärtherapie
- Bioresonanz-Modulation
- Channeling
- Edelstein-Therapie
- Energiearbeit mit Auras und Chakras
- Farbtherapie
- Kinesiologie (inkl. Edu-Kinesthetik)

- Neurolinguistisches Programmieren (NLP)
- Polaritätstherapie (Polarity)
- Rebirthing
- Reiki
- Reinkarnationstherapie
- Silva-Mind-Methode
- Sophrologie
- Touch for Health

Bach-Blüten – Heilung der Persönlichkeit?

Lange hatte der Erfinder der Bach-Blüten, Dr. Edward Bach (1886–1936), versucht, seine Patienten mit Hilfe von pflanzlichen und homöopathischen Mitteln zu heilen. Immer stärker wurde ihm dabei deutlich, daß im Krankheitsgeschehen auch psychische Faktoren mitspielen. Warum konnten die von ihm verschriebenen Mittel nicht besser helfen? Welche Störung verhinderte eine dauerhafte Besserung? Dr. Bach gewann zunehmend die Überzeugung, daß hinter einer langdauernden Erkrankung negative Persönlichkeitszustände stecken, die eine wirkliche Heilung verhindern. Krankheit, so seine Überzeugung, sei »das Ergebnis eines Konfliktes zwischen Höherem Selbst und Persönlichkeit«.

Gesund sei dagegen der Mensch, dessen Seele im Einklang mit dem Kosmos lebt. »Die universelle göttliche Schöpfungsenergie könnte sich durch die Seele und das Höhere Selbst in der Persönlichkeit ausdrücken, und wir Menschen wären stark, gesund und glücklich als harmonisch schwingende Teile des größeren kosmischen Energiefeldes«, so die Bach-Blütentherapeutin Mechthild Scheffer (»Selbsthilfe durch Bach-Blütentherapie«). Krankheit entsteht dementsprechend durch mangelnde Harmonie mit dem kosmischen Energiefeld. »Überall dort, wo die Persönlichkeit nicht durch ihre Seele mit dem großen kosmischen Energiefeld verbunden ist, wo sie nicht mit ihm im Einklang schwingt, herrscht Störung, Stauung, Reibung, Verzerrung, Disharmonie, Energieverlust.«

Die eigentliche Wurzel aller Krankheiten liegt in Charakterschwächen der Patienten, in Stolz, Grausamkeit, Haß, Egoismus, Unsicherheit, Unwissenheit, Habgier. Diesen ist aber durch gewöhnliche homöopathische oder pflanzliche Mittel nicht beizukommen.

1930 stieg Bach aus seiner bisherigen Arzttätigkeit aus, um sich in der Abgeschiedenheit seiner walisischen Heimat in intuitiver Beschäftigung mit wilden Blumen und Blüten dem Entwurf eines neuen Heilsystems zu widmen und »die *wahre* Ursache von Krankheit, Diagnose und Therapie« herauszufinden. Aus vielfältigen Gesprächen mit seinen Patienten definierte er 38 Persönlichkeitszustände oder *Seelenkonzepte*, denen je eine Blütenessenz zugeordnet wurde. Er unterschied dabei zwischen *Symptomen im blockierten Zustand* und dem *Potential*, in das sich eine Person durch die spezifischen Bach-Blüten transformieren könne. So sind die Schlüsselsymptome der Stechpalme (»Holly«) gefühlsmäßige Irritation, Eifersucht, Mißtrauen, Haß- und Neidgefühle. (Auch hier stoßen wir auf die Ähnlichkeitsregel: Dem stachligen Blatt der Stechpalme entspricht die stachlige Persönlichkeit.) Im blockierten Zustand ist das Herz verhärtet, man ist unzufrieden, unglücklich, frustriert, aber man weiß nicht immer warum; man fürchtet, hintergangen zu werden, man beklagt sich über andere, man wittert hinter vielem etwas Negatives, man fühlt sich häufig gekränkt oder verletzt, man setzt andere innerlich herab. Dazu gehören auch Wut, Ärger, Jähzorn, plötzliche, heftige Anfälle von schlechter Laune oder auch Aggressivität bei Kindern. Die Bach-Blütentropfen »Holly Nr. 15« sollen nun »in der gleichen Energiefrequenz schwingen«, die das betreffende menschliche Seelenkonzept hat. Die Blüten-Essenz soll Kontakt mit dem negativen menschlichen Seelenkonzept aufnehmen und es »mit seiner eigenen harmonischen Schwingungsfrequenz durch Schwingungsresonanz wieder harmonisieren«. Dadurch kommt es dann angeblich zu einem Potential im transformierten Zustand: »Man lebt in innerer Harmonie und strahlt Liebe aus, tiefes Verständnis für die menschliche Gefühlswelt; man kann sich an den Leistungen und Erfolgen anderer freuen, auch wenn es einem selbst schlecht geht; man hat Sinn für die Ordnung der Welt und kann jeden an seinem rechtmäßigen Platz anerkennen« (nach Scheffer, S. 82–83).

Doch wie kommen derart wundersame Veränderungen zustande? Wie werden eigentlich Bach-Blüten hergestellt? Was ist die heilende Kraft? Ein Blick auf die Herstellungsform und die dahinterstehende Philosophie mag Aufschluß geben. Ähnlich wie in der Homöopathie arbeitet Bach mit einem »Potenzierungsverfahren«, doch wird hier nicht »verschüttelt«, um Lebensenergie einzufangen, Energiespender ist vielmehr die Sonne, die ihre kosmische Kraft mit den Blüten verbindet. Die Essenzen werden aus frischgepflückten Blüten gewonnen. Dabei dürfen nur wild wachsende Pflanzen verwendet werden. Die voll aufgeblühten Blüten werden an einem sonnigen, wolkenlosen Tag morgens vor neun Uhr gepflückt und am Standort in Schalen mit frischem Quellwasser mehrere Stunden in die Sonne gestellt. In den Blüten, so Dr. Bach, seien verschlüsselte »vibrationelle« oder »feinstoffliche« Informationen. Die Sonne soll nun diese Vibrationen auf das Wasser übertragen. Beginnen die Blüten zu welken, so werden sie mit einem Zweig derselben Pflanze aus dem Wasser gefischt. Blütenwasser von Bäumen und Sträuchern erhält man, indem man Stiele und Blättchen eine halbe Stunde lang kocht. Nach dem Abschöpfen der Blüten wird das bloße Wasser (!) als energetisch geladenes »Blütenkonzentrat« mit einem gleichen Anteil von Cognac oder Brandy versetzt und dann noch einmal im Verhältnis 1:240 verdünnt. In Flaschen abgefüllt ergibt diese Mischung nun die »Stock Bottles«, aus denen die Bach-Blütenmittel hergestellt werden. Eine besondere Stellung nehmen die Tropfen Nr. 27 ein, die reines Quellwasser (Rock Water) enthalten, und die Notfalltropfen (Nr. 39), eine Mischung aus verschiedenen Blüten.

Bach-Blütentherapeuten halten eine herkömmliche Diagnose nicht für notwendig. Die gestörten Seelenkonzepte werden durch ausführliche Fragebogen erfaßt, die sich in vielen Büchern über Bach-Blüten finden. Mit der Zeit reicht offensichtlich bereits die Intuition des Erfahrenen aus. Diagnostische Zusammenhänge werden auch mit der Astrologie hergestellt. Andere Therapeuten wenden die Lehre der kosmischen Energieresonanz in dem Sinne an, daß sie versuchen, die gestörten Energiepotentiale durch Pendeln, Kinesiologie oder pseudotechnische Verfahren (Elektroakupunktur nach Voll, Kirlian-Photographie etc.) zu erfassen.

Vielfach werden Bach-Blüten aber auch als Eigenmedikation verwendet. Man schlägt in einem der zahlreichen Bücher nach und stellt fest, welche Persönlichkeits- und Befindensprobleme man hat. Dementsprechend nimmt man dann über längere Zeit diejenigen Tropfen ein, die dem blockierten Energiezustand am ehesten entgegenwirken und diesen schließlich harmonisieren sollen. Dabei werden oft mehrere

Mittel miteinander gemischt. So wird eine 23jährige Patientin mit depressiven Verstimmungen, beruflichen und privaten Sorgen und einem Ausbleiben der Periode mit folgenden vier Mitteln behandelt (Scheffer, S. 176, nach dem Namen der Tropfen folgt das krankmachende »Seelenkonzept«): »Star of Bethlehem« – Schockzustand auf feineren Energieebenen; »Pine« – Selbstvorwürfe; »Rock Water« – starre innere Prinzipien, die vitale Bedürfnisse unterdrücken; »Cherry Plum« – Angst, innerlich loszulassen. In einer zweiten Phase wird behandelt mit »Centaury« – mangelnde Ausbildung des eigenen Willens, und »Walnut« – die Blüte, die den Durchbruch schafft. Die Notfalltropfen (Nr. 39) werden nicht nur bei Streß und psychischem Schock empfohlen, sondern sogar auch bei lebensbedrohlichen Zuständen wie Erstickung, Herzanfall etc. Hier sind meines Erachtens Grenzen erreicht, bei denen auch kritische Rückfragen aus medizinischer Sicht angebracht sind.

Die intuitive Bestimmung von Seelenkonzepten und Pflanzenmitteln läßt sich nicht wissenschaftlich belegen. Die Wirkung ist nur durch Einzelfallbeschreibungen belegt, nicht aber durch kontrollierte Studien. Es ist nicht nachvollziehbar, warum die Mittel so und nicht anders hergestellt werden dürfen. Zu fragen wäre auch, wie man es sich vorstellt, daß allein reines Wasser derartige Heilungswirkung entfalten soll. Vermutlich sind es neben dem zugesetzten Alkohol vor allem die eingehenden Gespräche und der Glaube an die Mittel, die den Menschen innere Entspannung und das Erlebnis einer Veränderung bieten.

Zusammenfassend kann gesagt werden, daß die Persönlichkeitstypologie der Bach-Blüten die subtile Vielfalt von negativen Gefühlen, Gedanken und Charaktereigenschaften zeigt, die einen Menschen befallen können. Gerade sensible Menschen empfinden derartige psychische Verstimmungen und körperliche Befindensstörungen zeitweise sehr intensiv, auch wenn man aus ihnen nicht auf eine Krankheit im engeren Sinne schließen kann. Problematisch erscheint es nun aber, jede gesundheitliche Störung nur als psychische Blockade zu definieren. Hier wird die Psychosomatik in unzulässiger Weise überbetont. Aus psychologischer Sicht erscheint insbesondere die Tendenz der Bach-Blütentypologie bedenklich, Seelenzustände zu bewerten und in moralische Kategorien von Gut und Böse einzuteilen. Medizinisch besteht eine Gefahr vor allem dann, wenn man sich nur auf die Essenzen verläßt, während ärztliche Hilfe nötig wäre (insbesondere bei schweren Schlafstörungen, Depressionen und Selbstmordgefahr). Aus christlicher Sicht muß kritisch hinterfragt werden, daß die Bach-Blüten einem Menschen zur Selbstentfaltung und zur Überwindung seiner destruktiven und verletzenden Verhaltensmuster verhelfen sollen, ohne daß dabei die geistliche Dimension angesprochen würde. Weltanschaulich basieren die Mittel eindeutig auf esoterischen Konzepten. Dort, wo die Bach-Blüten angewendet werden, um Verbindung zu angeblich verborgenen, übersinnlichen Dimensionen der Wirklichkeit und zu Pflanzen-Geistwesen zu schaffen, um den Menschen spirituell weiterzuentwickeln, können Christen nicht folgen. Problematisch ist es auch, die Bach-Blüten als Hilfe bei Lebensfragen und zur Deutung des Charakters anzuwenden. Nüchtern betrachtet enthalten die Tropfen aber schlicht eine Mischung aus Wasser und Alkohol, der man keine geistig-okkulte Gefahr zuordnen kann. So ist es letztlich der Glaube, der mit den Bach-Blüten verbunden wird, der wohl darüber entscheidet, wie die Anwendung im Einzelfall zu beurteilen ist.

Edelsteine – Kristallpforten zur Seele?

Wenden wir uns nun einem zweiten Bereich der alternativ-medizinischen Szene zu, der einen wahren Boom erlebt, den Edelsteinen. Die Esoterik hat hier ein jahrtausendealtes Faszinosum der Menschheit mit neuer Bedeutung ausgestattet, und die wirkt mittlerweile tief in das Denken und Handeln vieler Menschen in der westlichen Welt hinein. Edelsteine, diese farbenprächtigen und geheimnisvollen Steine mit ihrem facettenreichen Glanz, haben den Menschen seit jeher fasziniert. Doch es war nicht nur die Freude an der Schönheit eines Schmuckstückes oder der Wert eines seltenen und funkelnd geschliffenen Steines, die ihre Bedeutung ausmachten. Viele Menschen sahen mehr darin. Seit Urzeiten werden Edelsteine auch als Vermittler von magischen Kräften beschrieben, als Heilsbringer und Fluchträger. Oft wurden auch Bezüge zur Astrologie hergestellt. Als Symbol, Amulett und Talisman boten sie – so die Aussagen von heutigen »Edelstein-Therapeuten« – schon immer Schutz, wehrten Böses ab und erhielten die Gesundheit. Dabei wird in der esoterischen Literatur auch Bezug auf die Bibel genommen (zum Beispiel auf den Brustschild des Hohenpriesters oder auf die Kristalle der Mauer des neuen Jerusalem), ohne daß sich dadurch irgendwelche Ansprüche der heute praktizierten Edelsteintherapie belegen ließen. Grundsätzlich wird von der Vorstellung ausgegangen, Edelsteine und gewisse Metalle (zum Beispiel Kupfer-Armbänder) könnten kosmische Energien oder Schwingungen konzentrieren und kanalisieren. Fast wissenschaftlich hört es sich an, wenn man liest: »Edelsteine stellen kleine, hochwirksame Energiegeneratoren mit definiertem Frequenzspektrum dar, bedingt durch die Kristallstruktur.« Sie »ergänzen im Schwingungssystem unseres Körpers, was ihm fehlt, um in Harmonie zu kommen« (E. von Siebenthal, »Hilf dir selbst . . . mit einem Stein«). Edelsteine und ihre Kräfte lassen sich nach Uyldert anhand von drei Merkmalen unterscheiden: nach ihrer Farbe, ihrer chemischen Zusammensetzung und der Form der Kristalle. Je nach Beschaffenheit (und persönlicher Phantasie und Intuition des einzelnen Autors) werden den Steinen und Metallen unterschiedliche Weisen einer positiv-schützenden beziehungsweise negativ-schädigenden Beeinflussung des Körpers und des geistig-seelischen Bereichs zugeschrieben. (Eine kleine Auswahl angeblicher Wirkweisen verschiedener Steine ist in Tabelle 3, S. 47 f. zusammengestellt.) Oftmals werden Querverbindungen zur Astrologie hergestellt, die dann auch die Grundlage für die angeblichen Heilwirkungen legt. Die Wirkung von Edelsteinen erklärt E. von Siebenthal so: »Die Steine heilen nicht direkt, sie laden aber durch ihre positiven Schwingungen unser Energiefeld auf . . . Durch ihre Ausstrahlung und ihre Schwingungen helfen uns die Edelsteine, uns selbst zu heilen. Wie geht nun eine Therapie vor sich? Wir brauchen dazu je nach Therapieart Steine zum Tragen, zum Aufstellen und zum Auflegen, Massageöl, in dem ein Stein lag . . ., gewisse homöopathische Medikamente aus Steinpulver, eine Talismankette oder Anhänger. Zuerst wirken die Steine auf uns durch ihre positiven Schwingungen, die wir aufnehmen. Durch Auflegen der Steine auf gesunde oder kranke Organe kann gezielter geholfen werden. Wenn wir die Steine regelmäßig auf die Chakras (Energiezentren) legen, stärken und harmonisieren wir den Fluß der Energie in uns . . .« (»Hilf dir selbst . . . durch einen Stein«, S. 7 f.).

Darüber hinaus werden den Steinen aber noch weitere Wirkungen zugeschrieben. Eine Fernseh-Moderatorin findet in ihrem Amethyst »Spiritualität, Vertrauen und die Urkräfte«. Und weiter: »Oft lege ich ihn auf den Tisch, wenn mich jemand besucht. Er hilft meinem Gegenüber, sich zu öffnen und loszulassen. Wer sich mit Steinen beschäftigt, muß erst einmal seine eigenen Frequenzen kennenlernen, um die Schwingungen der Steine fühlen zu können.« Und zum Beweis, daß es sich nicht um einen Placebo-Effekt handele, sagt eine Heilpraktikerin: »Ich lege jeden Abend einen Bergkristall-Doppelender in einen Krug Wasser und trinke dieses am nächsten Tag. Das reinigt. Auch mein altes Kaninchen bekommt dieses Wasser. Und seither sind seine entzündeten Augen, unter denen es sehr litt, geheilt!«

Edelsteine werden in manchen Kreisen nicht mehr nur als Schmuckstück getragen, sondern bewußt als Amulett. In einer Werbung für Edelstein-Amulette, die bei einer großen Natur-Ausstellung angeboten wurden, konnte man folgende Sätze lesen: »Ein Amulett wird getragen, um sich vor unerwünschten Einflüssen zu schützen und um Glück anzuziehen. Unsere Amulette werden von einem indianischen Schamanen aus Silber, ausgewählten Steinen und Bambus angefertigt und mit magischen Symbolen versehen.« So dient ein »Mond-Amulett zur Verstärkung der weiblichen Energie; mit Bergkristallen: Konzentration und Energieaufladung, strömt Harmonie und Kraft der Liebe aus, reinigt und erhellt die Aura und die Energiezentren. Lichtbringer; mit Onyx: Quelle der Zufriedenheit unter Freunden, schützt gegen unerwünschte Einflüsse. Träume, Verborgenes, Unbewußtes.« Das Amulett »Female Warrior« (weißer Opal) »stärkt das Selbstvertrauen und die Intuition, reinigt, regt die Kräfte an, die uns unserer Seele . . . näherbringen. Erfüllung, Sexualität und Liebe.«

Tabelle 3: *Angebliche Wirkungen von Edelsteinen* (nach unterschiedlichen Quellen)

Malachit ist der Stein der Nächstenliebe; fördert die Nachsicht und das Verständnis gegenüber Schwächen.

Bernstein ist ein Glücksbringer auf der materiellen Ebene. Er reinigt den Organismus und absorbiert negative Energie. Er wird deshalb auch bei Kleinkindern mit Zahnschmerzen empfohlen.

Achat beschützt neues Leben und schenkt Geborgenheit; stimuliert die Fortpflanzungsorgane. Mehr noch: »Er schenkt Mut, stärkt das Herz, erleuchtet den Geist, kann manche Formen des Wahnsinns heilen.«

Fluorit unterstützt den geistigen Wachstumsprozeß und hilft uns, die Verantwortung für unser Tun und Fühlen zu übernehmen.

Turmalin besitzt eine starke Schutzwirkung. Mit seiner Hilfe stärken wir Disziplin und Durchhaltevermögen.

Lapislazuli gibt Selbstvertrauen und gesunden Schlaf, stillt Schmerzen. Gut gegen Schlaganfälle und Wassersucht, Depressionen, Epilepsie; gut für Herz, Milz, Blut und Haut. Verstärkt die Willensenergie, Liebe, Güte und Hilfsbereitschaft.

Amethyst lehrt die Hingabe und das Vertrauen in die Kräfte des Universums. Außerdem öffnet er für neue Ideen.

Diamant ist ein wahrer Meisterheiler. Er hat auf den Körper eine starke reinigende und klärende Wirkung. Auch zur Stärkung des Gehirns, der Hirnhälften, des gesamten Muskelsystems, der Nerven und der Nervenverbindungen.

Rosenquarz hilft uns, Gefühle besser auszudrücken, fördert die Nächstenliebe und heilt seelische Wunden.

Es wird also deutlich, daß Edelsteine in ihrer heutigen alternativ-medizinischen Anwendung stark esoterisch besetzt sind. Es ist deshalb müßig, über wissenschaftliche Grundlagen für die vielfältigen Behauptungen der Edelstein-Therapeuten zu diskutieren. Die verschiedenen Therapeuten widersprechen sich so sehr, daß letztlich nur der Glaube an die Steine die Brücke zu einer Wirkung schlagen kann. Selbst der Esoteriker Sergius Golowin spricht offen vom Glauben als Schlüssel zu ihrer zauberhaften Wirkung. »Die heutige Wiedergeburt des Glaubens an die Macht des Glaubens, der Überzeugung von der Wirkung des positiven Denkens, seit den Siebziger Jahren so stark im Abendland verbreitet, ist im Wesen verwandt mit der Lebensphilosophie, die die volkstümlichen Bücher unserer Heiler der unmittelbaren Vergangenheit lehren.« (»Edelsteine – Kristallpforten zur Seele«, S. 90)

So kann man Neidhart nur zustimmen, wenn er in seiner christlichen Kritik der Lithotherapie (Edelstein-Therapie) schreibt: »Die Lithotherapie fördert stark esoterisches Denken. Es handelt sich dabei nicht nur um eine alternative sanfte Heilmethode, sondern um ein religiöses System.« Ein Christ darf sich freuen an den herrlichen Steinen, die Ausdruck der wunderbaren Vielfalt von Gottes Schöpfung sind. Diese Freude an der Schöpfung hat aber weder mit göttlicher Heilwirkung noch mit okkulter Belastung etwas zu tun. »Den Steinen darüber hinaus Macht und Wirkung auf Leib, Seele und Geist zuzuschreiben, ist eine Produktion entsprechender Gedanken aufgrund einer dahinterstehenden okkulten Philosophie . . . Nicht weil die Steine helfen, sondern weil wir daran glauben, daß sie uns helfen, deshalb erhalten sie plötzlich so viel Macht über uns. Es gibt Menschen, die ohne den Schutzstein nicht mehr ruhig schlafen können. Sie sind in eine seelische Abhängigkeit geraten . . . Der Griff zum Edelstein, der beschützen und die Seele heilen soll, ist eine Verlegenheitstat, eine Ersatzhandlung, oder eben ein Anstatt-Glaube, sprich Aberglaube.« (»Die Edelsteintherapie«, S. 76)

Körperorientierte Therapien

Das Körperbewußtsein hat in der alternativ-esoterischen Szene einen starken Aufschwung erlebt. Ein gesunder Geist in einem gesunden Körper – dieses alte Motto wird in neuer, vergeistigter Form verstanden. Während man sich von der somatisch orientierten Medizin abwendet, werden neue Konzepte der heilenden Körpererfahrung entwickelt. Massage und Körpertherapie sind zu Schlagworten geworden, die ganz unterschiedlich verstanden und gefüllt werden.

Gerade die breite Palette der Vorstellungen hinter diesen Therapien erlaubt nicht, die körperorientierten Methoden pauschal als »okkult« oder »esoterisch« abzutun. In der Tat kann das Erspüren unseres Körpers auch wichtige Botschaften deutlich machen, die unser Bewußtsein vielleicht nicht zulassen will. Die Sprache der Psychosomatik legt beredtes Zeugnis davon ab. So tut uns vielleicht zuerst das Herz weh, bevor wir uns eingestehen, daß wir einen Verlust oder eine Kränkung noch nicht verarbeitet haben. Seelische Spannungen können sich in Kopfschmerzen und Rückenbeschwerden äußern, und Ängste können so intensiv auf die Verdauung schlagen, daß man buchstäblich »Schiß« hat. Manche körperorientierten Therapien greifen solche Zusammenhänge auf und versuchen sie zur Verarbeitung von seelischen Problemen nutzbar zu machen. In diesem Sinne kann Körpertherapie hilfreich sein, vorausgesetzt, sie kennt ihre Grenzen. Zu erwähnen sind in diesem Zusammenhang auch Entspannungstechniken, die durchaus hilfreich sein können (vgl. S. 101 ff.). Es liegt mir fern, diese seriösen Angebote zu kritisieren.

Tabelle 4: *Körperorientierte Therapien*

- Alexander-Technik
- Akupressur
- Atemtherapie
- Auramassage und magnetische Heilung
- Bio-Energetik
- Farbtherapie
- Feldenkrais-Methode
- Fußreflexzonen-Massage
- Kinesiologie und Edu-Kinesthetik
- Polarity
- Primärtherapie
- Rebirthing
- Reiki
- Rolfing
- Shiatsu
- Tai Chi
- Touch for Health
- Yoga

Nicht alle hier aufgeführten Therapien gründen in ihrer ursprünglichen Konzeption auf okkulten Konzepten, häufig werden jedoch in der Esoterikszene solche Bezüge hergestellt.

Aufgrund von Einzelerfahrungen und falsch gedeuteten pseudome-dizinischen Erkenntnissen wurde häufig aus einer Theorie eine neue Therapie entwickelt. Wohl das bekannteste Beispiel ist die Fußreflexzo-nen-Massage, die von der Vorstellung von zehn senkrechten Reflexzo-nen sowie blockierenden Kristallen in der Fußsohle ausgeht. Hier wären auch die Alexander-Technik, das Rolfing und die Feldenkrais-Methode zu nennen. Alle drei gehen in unterschiedlicher Weise davon aus, daß eine richtige Körperhaltung auch zur Lösung seelischer Blockaden füh-ren könne. Während der Behandlungen wird der Patient aber nicht nur angeleitet, seine Muskeln zu spüren und harmonischer zu bewegen, vielmehr finden oft auch intensive Gespräche über Dinge statt, die eine Person beschäftigen. Die Stiftung Warentest merkt dazu an: »Manche Trainer setzen die Feldenkrais-Methode als psychotherapeutisches Verfahren ein. Das kann bei seelisch labilen Menschen gefährlich wer-den. Mögliche Krisen können Feldenkrais-Lehrer nicht auffangen, weil sie nur selten psychiatrisch oder psychologisch ausgebildet sind« (»Die andere Medizin«, S. 203). Die gleiche Einschränkung gilt auch für an-dere körperorientierte Verfahren. Wie schon gesagt, bauen die oben ge-nannten Techniken nicht direkt auf okkulten Lehren auf. Sie werden aber, wie andere alternative Heilmethoden auch, von esoterisch den-kenden Therapeuten mit okkulten Lehren vermischt, esoterisch verein-nahmt und »kosmisch gedeutet«.

Reiki und Kinesiologie – mit Handauflegung zum seelischen Gleichgewicht?

Als Beispiele für weitergehende esoterische Konzepte in der Körper-therapie seien zwei besonders verbreitete Techniken herausgegriffen, nämlich Reiki und Kinesiologie.

Reiki ist ein japanischer Begriff und steht für »die universelle Le-bensenergie zur Harmonisierung, Heilung und Bewußtwerdung des ganzen Menschen«. (Die Zitate in diesem Abschnitt sind, wo nicht an-ders vermerkt, dem Buch von Blaszok und Rohr, »Reiki fürs Leben«, entnommen.) Andererseits dient Reiki auch als Bezeichnung für ein methodisch aufgebautes System der Übertragung von »heilenden Energien«. Eine Reiki-Therapeutin schreibt: »In diesem System bedienen wir uns der universellen Lebensenergie und übertragen heilende Lichtkräfte über die Hände. Diese Übertragung erhält der Empfänger entweder direkt oder . . . in seiner Abwesenheit über Raum und Zeit hinweg mittels bestimmter, kraftgeladener universeller Symbole.« Seinen Ursprung habe Reiki »in mystischen Offenbarungen« des japanischen Priesters Dr. Mikao Usui, der im 19. Jahrhundert Leiter einer christlichen Priesterschule in Kyoto, im Herzen aber Buddhist war. In den Dreißiger Jahren unseres Jahrhunderts verbreitete sich die Methode in den USA und hat inzwischen durch eine Vielzahl von Kursen zunehmend auch in Europa Anhänger gefunden. Das »innere Wissen« wird in einem streng hierarchischen System vom Meister an die Schüler weitergegeben. Die Rituale und Symbole, in die ein Schüler eingeweiht wird, gelten als »geheiligt und kraftgeladen« und ermöglichen als »Schlüssel zur Seele« den »Zugang zu seelischen Dimensionen«.

Nachdem der Schüler im ersten Kurs »mit der universellen Lebensenergie verbunden« wird, kann er diese »jederzeit und überall über die Hände weitergeben«. Im zweiten Kurs wird er angeblich befähigt, einen intensiven Energiestrahl aus den Chakren auf den Handinnenflächen herausschießen zu lassen. Nun ist er in der Lage, »auch über Raum und Zeit hinaus allen Wesen, aber auch allen Situationen, Ereignissen, Blokkaden usw. universelle Lichtenergie zu senden«. Im dritten »Meister-Kurs« holt man mit dem »Meister-Symbol« »das große Licht auf die Erde«. Nun ist der Meister auch berechtigt, sein Wissen seinerseits an neue Schüler weiterzugeben.

Will ein Reiki-Meister einem Menschen heilende Energie zuführen, so konzentriert er sich innerlich auf verschiedene Symbole (die ähnlich wie Mantras in der hinduistischen Meditation wirken sollen) und legt dem Hilfesuchenden die Hände auf. So soll die Konzentration auf das »Kraftsymbol« bewirken, »daß die Lichtkraft, die universelle Lebensenergie, zum Wohle aller Beteiligten stärker fließt und zur Wandlung und Entwicklung auf den jeweils ansprechbaren Ebenen von Körper, Geist und Seele beiträgt«. Auf Seiten des Hilfesuchenden ist der Glaube wichtig, dann erlebt er die Wirkung der Symbole: »In psychischen Notsituationen oder bei Unfällen – z.B. bei Verlust des Arbeitsplatzes, bei Problemen in der Partnerschaft oder mit den Kindern, bei Krankheitsfällen, Unglücken oder Sterbefällen, also bei schwer zu verkraftenden, erschütternden Ereignissen und Erlebnissen – nimmt uns die umgehende und oft wiederholte Anwendung dieses Licht- und Kraftsymbols das Gefühl der Ohnmacht und des Ausgeliefertseins und verweist oft auf wunderbare Weise auf neue Hoffnungen und neue Wege.«

Während Reiki also ein ausgeprägt religiöses Ritual der Energieübertragung durch die Hände darstellt, finden wir in der Kinesiologie viele pseudowissenschaftliche Vorstellungen, die mit Denkmodellen der chinesischen und japanischen Traditionsmedizin und esoterischen Lehren verbunden werden. So versteht sich die Kinesiologie als »eine Verbindung westlicher und östlicher Heilmethoden . . . Sie arbeitet mit dem Muskeltest, um den Körper direkt zu fragen, wo Blockierungen vorliegen und wie sie gelöst werden können. Länger andauernde Energieblockaden wirken sich negativ auf unser Wohlbefinden und unsere Gesundheit aus. Durch die Aktivierung der Selbstheilungskräfte über das Meridiansystem wird körperliche, seelische und geistige Harmonie gefördert und wiederhergestellt«, heißt es in einem Kursangebot.

Die angewandte Kinesiologie nimmt ein System von Körpermeridianen an, die als Leitungsbahnen für die »Lebensenergie« dienen. Der energetische Zustand eines Menschen kann danach aus der Spannung seiner Muskeln abgeleitet werden. Dabei handelt es sich aber nicht um die physikalische Kraft der Muskeln, sondern sozusagen um eine energetische Antwort auf Fragen, die der Untersucher stellt. Der Muskeltest (auch »kinesiologisches Sondieren« genannt) ist eine Art Monitor, mit dem man Störungen auf einfache Weise sichtbar machen kann. Dabei fordert der Behandler den Klienten auf, mit erhobenem Arm oder mit dem angewinkelten Bein gegen den Druck seiner Hand Widerstand auszuüben. Die andere Hand legt der Behandler auf das Organ, dessen Funktion er prüfen will. Widersteht der Arm oder das Bein dem Druck gut, so ist das Organ angeblich gesund. Ist die Gegenkraft jedoch schwach, so besteht eine Störung. Ähnlich soll man prüfen können, welche Spurenelemente dem Körper fehlen, welche Speisen er nicht verträgt oder welche Medikamente er braucht. Dabei hält der Klient während des »Sondierens« Flaschen mit Heilmitteln oder Spurenelementen in der Hand, nimmt Speisen in den Mund oder riecht daran. Reagiert der Muskel schwach, so ist eine Speise schlecht für den Körper. Medikamente (oft homöopathische Mittel oder Bach-Blüten) werden manchmal auch auf das vermutlich erkrankte Organ gelegt. Reagiert der Muskel daraufhin stärker, so ist das Mittel gut für den Patienten. Psychische Befindensstörungen werden durch direkte Fragen erfaßt: Der Behandler stellt dem Patienten Fragen nach seinen Gefühlen und testet, ob der Muskel stark (= Ja) oder schwach (= Nein) reagiert. Die Therapie erfolgt durch eine breite Palette von Massagen an Punkten der Akupressur oder entlang der Meridiane. Streß läßt sich speziell durch das sogenannte »Polaritäts-Switching« bewältigen, nämlich so: »Legen Sie eine Hand auf den Bauchnabel. Massieren Sie gleichzeitig die Punkte unmittelbar unter dem Schlüsselbein, die etwa 10 cm voneinander entfernt sind . . . Behalten Sie die eine Hand auf dem Nabel. Die andere aktiviert die Punkte auf der Unter- und Oberlippe durch Reiben. Aktivieren Sie den Punkt auf ihrem Steißbein, am unteren Ende der Wirbelsäule und behalten Sie dabei die andere Hand auf dem Bauchnabel« (LaTourelle und Courtenay, »Was ist angewandte Kinesiologie?«, S. 95). Eine »Gehirnintegration« soll sich mit folgender Anweisung erreichen lassen: »Breiten Sie Ihre Arme zur Seite aus, horizontal, Handflächen nach vorne. Stellen Sie sich die linke Hirnhälfte in der linken Hand und die rechte in der rechten vor. Denken Sie an Ihr Ziel, während Sie die Hände langsam zusammenführen und ineinanderfalten« (dies., S. 170).

Es gibt bereits, ähnlich wie bei der Akupunktur, eine Reihe von Varianten der angewandten Kinesiologie. Besonders häufig werden Eltern durch Lehrer, Heilpädagogen und Logopäden mit der »Edu-Kinesthetic« konfrontiert (vgl. Paul Dennison, »Befreite Bahnen«). Sie soll dazu dienen, Fähigkeiten wie Lesen, Schreiben, Rechnen, Konzentration und Gedächtnis zu fördern. Lernschwierigkeiten entstehen nämlich angeblich durch Energieblockierungen zwischen Körper und Gehirn, insbesondere aber durch eine gestörte Harmonie zwischen den beiden Hirnhälften. Dabei wird von der Annahme ausgegangen, daß intellektuelle Fähigkeiten eher in der linken Hirnhälfte angesiedelt seien, während die Gefühlsempfindungen eher in der rechten Gehirnhälfte ihren Platz hätten (bei Linkshändern seien die Verhältnisse umgekehrt). So populär solche Ideen sind, wissenschaftlich konnten sie in dieser einfachen Form nicht belegt werden, denn das Gehirn wäre ohne ein ständiges intensives Zusammenspiel beider Hirnhälften gar nicht funktionsfähig (vgl. die Veröffentlichungen von J. Levy).

Dennoch werden Eltern und Kindern vielfältige Vorschläge zur Therapie gemacht, die von Akupressur, Ernährungsumstellung, dem Tragen von Edelsteinen bis zur Einnahme von homöopathischen Mitteln reichen. Besonders Kindern mit Lernstörungen werden komplizierte Übungen angeraten, um ihre Hirnhälften zu harmonisieren. So soll das abwechselnde Berühren der Knie mit überkreuzliegenden Händen die Hemisphären der rechten und linken Hirnseite zwingen, gleichzeitig zu arbeiten. Da dies aber nicht ausreicht, ist eine zusätzliche »Lateralitätsbahnung« notwendig. Das Kind soll deshalb zusätzlich vor sich hin summen und mit den Augen in bestimmte Richtungen blicken, um die Hirnhälften besser zu verbinden.

Was ist von solchen Techniken zu halten? Zuerst darf man festhalten, daß die Vorstellungen aus medizinischer Sicht äußerst simpel sind. Es würde zu weit gehen, hier eine umfassende Kritik wiederzugeben. Der große Erfolg der Kinesiologie beruht deshalb nicht auf der Anwendung nachvollziehbarer medizinischer Techniken, sondern offensichtlich darauf, daß auf schwierige Fragen einfache Antworten gegeben werden. Der Muskeltest bestätigt oft, was die Betroffenen schon vermutet haben. Die verschiedensten psychischen und gesundheitlichen Probleme können selbst mit einfachen Übungen behandelt werden. In der Tat können die Haltungs- und Bewegungsübungen entspannend wirken, ganz gleich in welcher Absicht sie benutzt werden. Hansjörg Hemminger schreibt: »Insbesondere jüngere Schulkinder profitieren davon, wenn sie sich entspannenderweise bewegen dürfen. Außerdem ist natürlich jedes Sich-Kümmern an und für sich schon therapeutisch, zumindest wenn eine Vertrauensbeziehung besteht . . . Von daher besteht kein Anlaß, die kinesiologischen Methoden für besonders gefährlich zu halten . . . Die Hauptgefahr dürfte nicht in dem liegen, was getan wird, sondern in dem, was unterlassen wird. Das simple Diagnose- und Therapiesystem läßt große Bereiche völlig außer acht, und das kann sich im Einzelfall sehr wohl negativ auswirken.« Viele Pädagogen scheinen in ihrer Beschäftigung mit dem einzelnen Kind nicht zu berücksichtigen, »daß sehr viele Lernprobleme und Verhaltensstörungen letztlich Beziehungsprobleme sind, seien es Beziehungsprobleme in der Familie, Beziehungsprobleme zwischen Lehrerin und Klasse oder Beziehungsprobleme innerhalb der Klassengemeinschaft. Individuelle Leistungsstörungen und Beziehungsprobleme sind meist intensiv miteinander verbunden, und ohne den Aspekt sozialer Beziehungen läßt sich häufig weder verstehen, was vor sich geht, noch etwas dagegen tun. Diesen Bereich auszublenden, kann in der Pädagogik nicht gutgehen. Die Frage liegt nahe, ob manche Lehrer nicht auch dem schwierigen und aufreibenden Umgang mit Beziehungsfragen durch den Schritt in die Edu-Kinesthetik zu entfliehen suchen.« (»Kinesiologie – Marktführer beim alternativen Helfen und Heilen«, S. 213)

Wie soll sich nun ein Christ in der Konfrontation mit diesen Methoden verhalten? Wo sind die Grenzen? Soll man die Bach-Blüten nur als mit Alkohol versetztes Wasser betrachten, das manche als hilfreich empfinden, oder muß man sich von der zugrundeliegenden Weltanschauung klar distanzieren? Soll man Kinesiologie einfach als wie auch immer begründete Bewegungsübung anwenden oder muß man befürchten, sich in eine esoterische Einflußsphäre zu begeben? Auf diese und ähnliche Fragen sollen die folgenden Kapitel Antwort aus theologischer und medizinischer Sicht geben.

Kapitel 4

Was ist der Mensch? – Zur Grundlegung einer biblisch-theologischen Anthropologie

Gesundheit – was könnte das heißen?

Die Frage nach der Gesundheit des Menschen ist die Frage nach dem Menschen überhaupt. Wer ist er? Diese Frage muß deshalb zuerst geklärt sein. Gesundheit würde bedeuten, daß der Mensch dem ursprünglich gemeinten Menschsein nahekommt, in keiner seiner Dimensionen geschwächt ist. In diesem Verständnis könnte man Gesundheit auch als Ganzheit bezeichnen und darunter die entwickelte Beziehungsfähigkeit des Menschen in allen noch aufzuzeigenden Beziehungskreisen.

Krankheit ist ein schwieriger Begriff. Der in der Bibel am meisten verwendete Ausdruck bedeutet eher die Schwäche des Menschen, das heißt seine nicht voll verfügbare Lebenskraft (vgl. 1. Mose 48,1; Richter 16,7; 2. Samuel 13,2; Hoheslied 2,5). Dabei wird zunächst gar nicht unterschieden, worin das seine Ursache hat. Das kann eine Krankheit in unserem Sinn, ein Erschöpfungszustand, eine Müdigkeit oder eine Verstimmung des Gemütes sein. Schwach ist der Mensch dann, wenn ihm die Kräfte, die er eigentlich hätte, nicht mehr voll zur Verfügung stehen. Unser Begriff von Gesundheit und Krankheit ist zusammengeschrumpft auf den Bereich des Leiblichen beziehungsweise des Seelischen. In der Bibel finden wir einen wesentlich erweiterten Begriff von Schwäche, weil uns hier ein erweitertes Menschenbild begegnet.

Das hat seine Konsequenzen auch für unsere Frage nach der Gesundheit. Vielleicht läßt sich sagen: Gesund ist ein Mensch, wenn er ganz ist, das heißt, wenn er in allen unten noch zu erläuternden sieben Beziehungskreisen ganzheitlich seine Verdankung und Verpflichtung leben kann – aus den Beziehungen und für sie.

Was bedeutet das für unseren Weg als Menschen, als Frauen und Männer? Ich nenne stichwortartig jene großen Arbeitsfelder unseres Menschseins, die mir im Moment selbst wichtig sind:

- Reifung der menschlichen Beziehungsfähigkeit in ihrer siebenfachen Entfaltung,
- Gewißheit der Vergebung,
- Vertrauen auf Gottes Beistand durch seinen Geist,
- Nüchternheit – erst die Wiederkunft Jesu bringt die Vollendung.

Die hier vorgelegte Skizze betont in besonderer Weise die Dimension der Geschöpflichkeit des Menschen. Das geschieht aus der Überzeugung, daß in unserer landläufig christlichen Anschauung vom Menschen dieser Aspekt weitgehend vernachlässigt worden ist. Dadurch könnte der Eindruck entstehen, die zweite und dritte Dimension – die Vergebung unserer Schuld, der Beistand des Heiligen Geistes und die Vollendung am Ende der Zeiten – wären weniger wichtig. Das entspricht keineswegs meiner Meinung. Ich bin der Überzeugung, daß nur ein guter Einklang aller drei Dimensionen der Wirklichkeit, wie sie als Schöpfung, Erlösung und Vollendung in unserem trinitarischen Glaubensbekenntnis ausgedrückt sind, unserem Menschsein entspricht. Wir stehen aber in einer Situation, in der die Dimension von Schuld, Vergebung und Erlösung stark in den Vordergrund gestellt wurde, während die schöpfungsgemäße Dimension von uns erst langsam wiedergewonnen werden muß. Dem will dieser Beitrag dienen.

Einige Vorüberlegungen

Von *dem* biblischen Menschenbild zu sprechen ist von Anfang an problematisch. So sehr die Bibel ein Buch ist, das vom Menschen spricht, so wenig entwirft sie dabei ein einziges konkretes *Bild*. Man müßte sorgfältiger und sachgerechter von immer neuen Bildern sprechen, in denen Menschen in ihrem je besonderen Verhalten wahrgenommen und dargestellt werden. Es handelt sich nicht um lehrmäßige Sätze über den Menschen, sondern um viele verschiedene Einzelbeobachtungen, die uns hier in den Geschichten der Bibel beziehungsweise in ihren prophetischen Worten und Weisheitssprüchen mitgeteilt werden. Als ob uns jemand bei der Hand nähme und immer wieder sagte: Sieh hier, sieh da . . . so ist der Mensch.

Das ist von der ersten bis zur letzten Seite der Bibel so. Schon der Bericht von der Erschaffung des Menschen weist geheimnisvoll auf das

Wesen des Menschen hin: »Und Gott sprach: Lasset uns Menschen machen nach unserm Bilde, uns ähnlich . . . Und Gott schuf den Menschen nach seinem Bilde, nach dem Bilde Gottes schuf er ihn; *männlich* und *weiblich* schuf er ihn . . .« (1. Mose 1,26f.). Zwei wesentliche Aussagen über das Bild des Menschen sind damit gemacht, die sich auch weiterhin durch das biblische Zeugnis entfalten sollen. Einmal, daß der Mensch von Gott als polares Wesen, das heißt männlich und weiblich, geschaffen wurde, und daß er andererseits in diesem polaren Beziehungsverhältnis Bild Gottes sein soll, in dem Gott sich in diese Welt hinein abbildet. Was das bedeutet, müßte nun im sorgfältigen weiteren Hören auf die Texte der Bibel, aber auch im sorgfältigen Hinsehen auf unseren eigenen Erfahrungshorizont entfaltet werden.

Ganz allgemein fällt einem in den biblischen Berichten die ungeheure, ja zum Teil fast bedrängende Nähe zur Wirklichkeit des Menschen auf. Andere antike Berichte aus dem orientalischen beziehungsweise dem griechisch-römischen Geschichtsraum sind deutlich stilisiert, um nur das Positive der dargestellten Heroen zu zeichnen. Die Menschenschilderungen des Alten Testaments, zum Beispiel der verschiedenen Erzväter und Könige, König David eingeschlossen, wie auch des Neuen Testaments, zum Beispiel der verschiedenen Jünger, Simon Petrus und Paulus eingeschlossen, verblüffen durch ihre Direktheit, mit der auch charakterliche »Schlagseiten«, fehlerhafte Entscheidungen, ja offene Schuld nicht verschwiegen werden. Soweit wir sehen, ist das im Umfeld antiker Geschichtsschreibung einzigartig. Der Mensch kommt hier unverstellt in den Blick: mit seinem Zweifel und seinem Glauben, mit seiner Schwäche und Stärke, mit seiner Angst, seinem Versagen, seiner Leidenschaft. So und nicht anders. Die Bibel zeigt sich uns, wenn wir sie so zu lesen beginnen, als ein Buch, das zutiefst vom Menschen weiß, von seinen Möglichkeiten und seinen Abgründen, seiner Bestimmung und seiner Bedürftigkeit – und endlich auch von seinem ewigen Umfangensein durch Gottes Liebe.

Der Entwurf einer biblischen Anthropologie kann darum nicht anders, als von diesem Geheimnis biblischen Redens auszugehen, selbst hinzusehen in die ungeheure Vielfalt des konkreten Menschseins, selbst zu staunen darüber, wie sehr hier dargestellt und wie wenig gewertet wird, selbst vorsichtig zu werden gegenüber vorschnellen Einteilungen, die dem Menschsein nicht wirklich entsprechen.

a) Der Psalmbeter fragt staunend und jubelnd zugleich: »Was ist der Mensch, daß du seiner gedenkst . . .« (Psalm 8,5)? Was hier gesagt ist, das kann wohl für das biblische Reden allgemein gelten: Der Mensch steht von Anfang an unter dem Blickwinkel Gottes. Daß er von Gott gesehen, von ihm gemeint und gesucht ist, das kommt nicht irgendwann einmal zum Menschen noch hinzu. Nein, das begleitet ihn von Anfang an, so sehr er eben von Anfang an »Bild Gottes« ist, in dem Gott selbst sich in diese Welt hinein abbilden und darin wiederfinden will.

Dahinter steht die Überzeugung der biblischen Schriften, daß man den Menschen in seinem tiefsten Wesen nicht erkennen kann, wenn man ihn nicht unter diesem Aspekt sieht. Dahinter steht aber auch die andere Überzeugung: daß man den Menschen so nun ganz als Menschen sehen lernt in seiner Vielfalt, seinem Widerspruch.

b) Die geistige Tradition unseres Abendlandes hat uns, weil sie sich aus griechisch-philosophischen Wurzeln speist, gelehrt, den Menschen gleichsam in zwei oder drei Teile zu gliedern und ihn so in diesen Teilen zu sehen: als Leib und Seele beziehungsweise als Leib, Seele und Geist.

Einige Beobachtungen sind in diesem Zusammenhang wichtig. Diese Zweiteilung (Dichotomie) beziehungsweise Dreiteilung (Trichotomie) hat unsere Geistesgeschichte zutiefst geprägt und uns wissenschaftlich zu entscheidenden Erkenntnissen über das Menschsein verholfen. Wir unterscheiden wie selbstverständlich zwischen leiblichen und seelischen Erkrankungen, obwohl die moderne Psychosomatik auf die Relativität dieser Unterscheidung längst aufmerksam macht. So manche Modelle, mit denen die Medizin, aber auch die Psychologie heute arbeiten, gründen auf dieser möglichen Trennung des Menschen in Einzelteile: der Mensch beziehungsweise seine Seele als Maschine, deren verschobene Teile wieder zurechtgerückt werden müssen, damit das einwandfreie Funktionieren weiter garantiert werden kann.

Diese Zwei- beziehungsweise Dreiteilung des Menschen ist der Bibel jedoch zutiefst fremd, ja auch den neutestamentlichen Texten immer fremd geblieben. Der Mensch ist immer eine Einheit, die sich nicht in Teile zerlegen läßt. Das gilt, auch wenn wir in unserer christlichen Tradition die biblischen Texte oft genug im Sinne der griechischen Aufteil-Tradition gelesen haben. Der Mensch ist nur im Seziersaal in seine Teile zerlegbar. Aber dann lebt er nicht mehr! Lebendig ist der Mensch immer eine Ganzheit, eine wechselseitige und unauflösbare Bezogenheit seiner einzelnen . . . ja, wie soll man es nun nennen: seiner einzelnen Teile, seiner einzelnen Glieder? Nein, eher seiner einzelnen Aspekte, unter denen er von uns betrachtet werden kann. Diese tief im altorientalischen und biblischen Menschenbild verwurzelte Anschauung gilt es neu zu lernen.

c) Ein Geheimnis biblischer Anthropologie läßt sich vielleicht jetzt ahnen. Hinter der Zertrennung des Menschen in seine einzelnen Teile steht das Ideal, vom Menschen *alles* wissen zu wollen und diese Erkenntnis von *allem* dadurch zu erreichen, daß wir die je einzelnen Teile gründlich auseinandernehmen, sie je einzeln zur Kenntnis nehmen, um dann, vom einzelnen ausgehend, ihren Zusammenhang zu studieren. Damit gewinnen wir tatsächlich eine reiche Detailkenntnis, die uns sonst verborgen geblieben wäre.

Der Bibel aber geht es, soweit wir zu sehen vermögen, nie um jenes *Alles* der einzelnen Teile, sondern um das Ganze! So nahe das beieinander liegen mag, so grundverschieden ist jedoch diese Fragestellung. An einem Beispiel kann uns das deutlich werden. Stellen Sie sich vor, Sie möchten das Münster von Basel genauer kennenlernen. Ich kann Sie um dieses Münster herumführen, Ihnen das Eingangsportal vom Münsterplatz aus zeigen, mit Ihnen hinunter in die Krypta steigen, den Kreuzgang besuchen, die Türme besteigen und so weiter. Auf diesem Weg werden wir von sehr verschiedenen *Aspekten* (Gesichtspunkten) aus dieses Münster wahrnehmen, und zwar immer das ganze Münster. Von keinem Gesichtspunkt aus werden wir je einmal *alles* sehen, von jedem aber immer das *Ganze*. *Alles* könnten wir – sehr fiktiv – nur dann auf einmal sehen, wenn wir das gesamte Münster in seine Einzelteile zerlegten und alle nebeneinander legten. Das heißt aber: Nur unter dem Verlust der Gestalt, der Ganzheit, wird uns Menschen *alles* sichtbar! Das *Ganze* ist immer Gestalt und insofern immer mehr als die Summe der einzelnen Teile.

Der Unterschied zwischen *allem* und dem *Ganzen* ist grundlegender, als uns das zunächst scheinen mag. Wir Menschen können auf dem Weg unserer Wahrnehmung nie alles in einem Moment wahrnehmen, weil wir in unserer Wahrnehmung immer an einen speziellen Gesichtspunkt (Aspekt) gebunden sind und bleiben. Dafür aber nehmen wir von jedem

Gesichtspunkt aus immer das Ganze wahr! Sobald wir daran gehen, dieses Ganze in seine Teile zu zerlegen, um auf diese Weise alles zu sehen, müssen wir das Ganze preisgeben. Wir können dann zwar alles sehen, aber nur um den Preis der Zerstörung der Ganzheit, der Lebendigkeit, der Gestalt.

Was das bedeutet, läßt sich relativ einfach sagen: Das Menschenbild, das auf der Wahrnehmung des konkreten Menschen beruht, ist immer aspekthaft, also an den jeweiligen Gesichtspunkt des Menschen gebunden. Dafür ist es immer ganzheitlich. Wir sehen immer das Ganze – nie aber – auf einmal – alles! Die Konsequenzen dieses Blick- beziehungsweise Fragewechsels sind grundlegend!

d) In Leib und Seele oder in Leib, Seele und Geist haben die griechischen Denker den Menschen eingeteilt. In ihren Spuren denken und forschen wir heute noch. Es scheint uns selbstverständlich, daß es einfach so ist. In den biblischen Texten tauchen dieselben Begriffe auf: Leib, Seele und Geist. Wen wundert es, daß wir diese Begriffe von dem Verständnis her füllen, das wir aus der griechischen Tradition in uns tragen und das wir nun weitgehend durch die Bibel bestätigt finden. Geht also auch die Bibel von einer Teilung des Menschen aus?

Eine genauere Arbeit an der biblischen Sprache und an der biblischen Anschauung vom Menschen bringt uns jedoch zu einer anderen Sicht. Mit Leib, mit Seele, mit Geist sind jeweils die Aspekte, die Gesichtspunkte genannt, unter denen der Mensch als ganzer wahrgenommen wird. Ich kann den Menschen in seiner äußeren Erscheinung, also seiner Gestalt wahrnehmen – und nehme ihn dann als Leib wahr. Ist der Leib nur ein Teil des Menschen? Nein, der ganze Mensch ist Leib! Ich kann den Menschen unter dem Gesichtspunkt seiner Lebenskraft, seiner Lebendigkeit betrachten – und nehme ihn dann als Seele wahr. Der biblische Begriff Seele ist in den meisten Fällen als Lebendigkeit, als Lebenskraft oder dann einfach als Leben zu übersetzen. Je nachdem, ob diese Lebendigkeit voll verfügbar oder stark reduziert ist, kann die Bibel dann von einer lebendigen Seele oder von einer dürstenden Seele sprechen. Ist die Seele, ist die Lebendigkeit damit ein Teil des Menschen? Nein, der ganze Mensch ist Lebendigkeit, ist Seele! Und dasselbe gilt nun auch für all die anderen Begriffe, für die anderen Gesichtspunkte, unter denen der Mensch angesehen werden kann: Er ist Geist, ist Herz, ist Erbarmen (wörtlich: Eingeweide) und so weiter.

Vielleicht kann man sich (etwas schlagwortartig) den Unterschied so einprägen: In der griechischen Weltanschauung *hat* der Mensch Leib, Seele und Geist als einzelne Teile. In der biblischen Anschauung des Menschen *ist* der Mensch Leib, Seele und Geist, und zwar jeweils als ganzer Mensch.

Der Mensch als Bild Gottes

Der lebendige Gott ist es, der in der Schöpfung sein Bild hinterlassen will. Bild bedeutet, daß er selbst sich anschaubar und erfahrbar machen will. Dieser Wille zum Selbstbild steht hinter der Erschaffung des Menschen. Gott, der Unbegreifliche, hat sich be-greifbar gemacht – im Mann und in der Frau, in ihrer gegenseitigen Bezogenheit. Darum haben wir es, wenn wir es mit dem Menschen zu tun haben, immer gleichzeitig mit Gott zu tun. Je tiefer wir uns dem Geheimnis des Menschen öffnen, uns ihm mit liebender Aufmerksamkeit wahrnehmend zuwenden, desto tiefer sollen wir gerade darin Gott in seinem Geheimnis ahnen, ja erkennen. Man muß es zugespitzt sagen: Jede Aussage über den Menschen als dem Bild Gottes wird damit zur Aussage über Gott selbst. Nicht weil Gott dem Menschen ähnlich ist, sondern weil der Mensch dem Bilde Gottes entspricht.

Im Umfeld des Christentums, vor allem in den reformatorischen Kirchen, scheint es beinahe zur Tradition geworden zu sein, die Frage nach dem Menschen dort einsetzen zu lassen, wo die Frage nach Sünde und Erlösung gestellt wird. Der Satz jedoch, daß der Mensch ein Sünder ist, darf niemals der erste Satz einer theologisch verantworteten Anthropologie werden. Zunächst ist der Mensch Geschöpf Gottes und damit Bild Gottes. Erst wenn der Mensch in seiner Schönheit, seinem äußeren und inneren Reichtum, seiner überströmenden und dabei ständig auf Gottes Geheimnis hinweisenden Vielfalt gesehen wird, erst dann darf auch von seiner Sünde, von der vielfachen Störung eben dieser Schönheit und Vielfalt gesprochen werden. Der zweite Glaubensartikel von Christus und seiner Erlösung folgt dem ersten Artikel von der Schöpfung.

Wenn wir das sehen, dann gewinnen wir jenen dreifachen, auf die Dreieinigkeit Gottes bezogenen Ansatz einer biblisch-theologischen Anthropologie, der hier vorgestellt werden soll.

- Wir betrachten zunächst den Menschen von der Schöpfung her, um von dort die Vielfalt der Aspekte zu erkennen, unter denen der Mensch gesehen werden muß.

- Erst danach wenden wir uns dem christologischen Blickpunkt zu. Von Christus her werden Erlösung und Sünde zusammen gesehen, das heißt, die Frage nach der Sünde wird von der Erlösung her gestellt, nicht umgekehrt. Anders gesagt: Daß der Mensch der Macht der Schuld und des Todes verfallen ist, wird in seiner Tiefe und Schwere erst von der Erlösung Jesu Christi her sichtbar, ja bleibt uns wohl letztlich unausdenkbar.

- Die Erfüllung und Vollendung des biblischen Menschenbildes verwirklicht sich nach unserem Glaubensbekenntnis nicht mit der Schöpfung, auch nicht mit der Christologie, sondern erst mit dem Heiligen Geist, mit der Pneumatologie und damit mit Gottes Handeln in der Endzeit unserer Welt, also der Eschatologie. Wird das nicht gesehen und mit bedacht, gerät die Christologie in die Gefahr einer verhängnisvollen Moralisierung. Was Gott durch seinen Heiligen Geist auf dem Weg durch die Geschichte mit uns Menschen erreichen wird, das wird nun vom Menschen erwartet: von seinem Glauben, seinem Ernstnehmen der Erlösung. Was Gottes Gabe ist, wird damit zur Aufgabe des Menschen. Aus der Verkündigung des Evangeliums als Botschaft des befreienden Geschenkes Gottes wird eine gesetzliche Botschaft, die das Entscheidende vom Menschen erwartet.

Die Konsequenzen sind größer, als es auf den ersten Blick scheinen mag, ja größer, als das hier dargestellt werden kann. Darum müssen Hinweise genügen: Wer nicht mit dem ersten Glaubensartikel von der Schöpfung einsetzt, der fixiert den Menschen auf sein Sündersein und verliert so den Blick für den Reichtum der Schöpfung, damit auch für die Vielfalt des Menschseins. Wer den dritten Artikel vom Heiligen Geist und der von Gott geschenkten Vollendung nicht berücksichtigt, gerät in Gefahr, die Vollendung des Menschseins vom Menschen selbst beziehungsweise von seinem Glauben, seinem Ernstnehmen der Erlösung zu erwarten. Beide Verkürzungen führen zu einer Überbewertung des zweiten Artikels und wirken sich dahingehend aus, daß die Christologie sozusagen überfordert wird: Sie soll sein, was sie nicht sein kann und auch gar nicht sein will. Nur die trinitätstheologische Sicht des Menschen als von Gott geschaffenem, als von Gott erlöstem und als von Gott vollendetem Menschen kann uns helfen, die wahren Verhältnisse biblischer Theologie durchzuhalten.

Die Grundlegung des biblischen Menschenbildes von der Schöpfung her

Drei Grundsätze biblisch-theologischer Anthropologie sollen im folgenden bedacht werden:

Der Mensch ist ein Wesen der Beziehungen. Er ist uns nie als isoliertes Wesen erkennbar. Er ist der Angerufene, der Antwort gibt und so sich selbst in seinen Beziehungen erkennt.

Der Mensch ist ein Wesen der Verdankung. Er weiß darum, daß er in einem großen Zusammenhang des Lebens steht, aus dem heraus er sich empfängt.

Der Mensch ist ein Wesen der Verpflichtung. Aus Beziehung und Verdankung ergeben sich die Verpflichtungen. Die Ethik, die Verpflichtungen innerhalb dieser Beziehungen und Verdankungen, gehört grundlegend und unablösbar zum Menschsein hinzu.

Wenn wir uns diesen einzelnen Bereichen nun zuwenden, so bedenken wir, daß es nicht um eine Reihenfolge, sondern um ein zirkuläres Verhältnis geht. Die drei Bereiche Beziehung, Verdankung und Verpflichtung sind kreisförmig aufeinander bezogen. Keines kann und darf ohne das andere sein.

a) *Der Mensch als Wesen der Beziehungen*

Gott zeigt sein Bild nicht in einem Einzelwesen, genannt Mensch, sondern in zwei Wesen. Damit gehört zur Grundaussage des Menschen (und damit Gottes!), daß er von Anfang an, also in seinem tiefsten Kern, ein Wesen der Beziehung ist. Beziehung zu anderen Menschen, das Gespräch, der gemeinsame Weg, das ist kein Luxus. Der isolierte Mensch ist kein Ideal. Erst in der bewußt aufgenommenen und aktiv gestalteten Beziehung werde ich der, der ich bin. Beziehungen sind also keine Hilfsmittel zur Selbstwerdung. Über Hilfsmittel wächst man ja einmal hinaus. Beziehungen selbst sind der Ort meines Selbstseins. Das Wesen des Menschen ist also Beziehung, ist das umfassende Gespräch, in dem ich ganz vorkomme und mich ganz mitteile. Aber Beziehungen bestehen nicht nur zwischen uns Menschen. Wir stehen auch in Beziehung zur Natur, zu unserer Geschichte und so weiter. Jede Beziehung bedarf bewußter Gestaltung, um erfüllend zu werden, um unser Menschsein zur Reife zu bringen.

Wir versuchen nun, die verschiedenen Felder zu erkennen, auf denen unsere Beziehungen stattfinden. Dabei wird versucht, die entwicklungsmäßige Reihenfolge zu beachten, in der sich bei einem Menschen diese Beziehungen entfalten beziehungsweise ins Bewußtsein treten.

Ich – zu anderen: Der große jüdische Philosoph Martin Buber hat uns in diesem Jahrhundert nachhaltig darauf hingewiesen, daß die Begegnung und damit das echte Gespräch zwischen Menschen der Ort ist, an dem wir zu Menschen werden: »Das Ich wird zum Ich erst am Du.« Als Ort solcher wahrhaftiger Begegnung benennt er das Gespräch, in dem sich ein Mensch dem anderen mitzuteilen lernt. Wie viele Gespräche verdienen diesen Namen? Wie viele sind zum bloßen Informationsaustausch geworden? Beziehungsfähigkeit bedeutet Fähigkeit wie Bereitschaft zur Selbst-Mitteilung.

Diese erste Grundthese menschlichen Lebens steht gegen ein uraltes Idealbild: das Ideal der Isolation, der Selbstgenügsamkeit. Trage ich dieses Bild als Ziel meines Menschseins mit mir herum, dann werden mir die Begegnungen mit anderen Menschen zum Hilfsmittel, dessen ich noch bedarf. Sie werden vielleicht auch lästig. Als Ziel erscheint mir ein Zustand, in dem ich so vollkommen bin, daß ich niemanden mehr als Hilfe benötige. Unsere europäische Geistesgeschichte baut weitgehend auf diesem Ideal der Selbst-Isolation auf. »Cogito, ergo sum«, sagt Descartes in seinem berühmten Satz. »Ich stelle fest, daß ich denken und zweifeln kann, also ist dieses mein Ich der feststehende Bezugspunkt, von dem aus ich alles beurteilen kann.«

Ich – zu meiner Familiengeschichte: Es ist auffallend, in wie vielen Biographien die eigenen Eltern, die eigene Familiengeschichte entweder völlig oder doch in weiten Teilen nicht vorzukommen scheinen. Und doch ist jeder Mensch, ob er es will oder nicht, das Kind seiner Eltern, eines der Geschwister. Jeder von uns gehört in eine lange und verzweigte Familiengeschichte, nein: in ganze Familiengeschichten! Ohne diese Geschichten kennenzulernen und sie wirklich zu bejahen, kann niemand sein Leben wahrhaft verstehen. Niemand kann sich von der Geschichte, in der er steht, lösen. Wir können uns nur mit ihr versöhnen.

Ich – zum anderen Geschlecht: So banal es klingt, so wenig selbstverständlich ist es doch: Den Menschen als solchen gibt es nicht, hat es noch nie gegeben. Es gibt nur Frauen und Männer. Biologisch sind alle Zellen im Körper eines Menschen weiblich oder männlich. Das bedeutet, daß wir unser jeweiliges Menschsein nur dort gewinnen, wo wir diese grundlegende Verschiedenheit, ja die abgründige Fremdheit, die darin liegt, akzeptieren. Als Mann werde ich eine Frau letztlich nie ganz verstehen. Je größer in einer Beziehung die Vertrautheit wird, desto tiefer erkenne ich auch die gegenseitige Verschiedenheit und Fremdheit. Zum Menschen werde ich, indem ich diese Fremdheit des anderen Geschlechtes und damit auch meine eigene immer tiefer verstehe und annehme.

Damit kein Mißverständnis entsteht: Hier ist zunächst nicht an die Ehe gedacht, sondern an das Menschsein überhaupt. Auch der alleinstehende Mensch ist darauf angewiesen, Menschen des anderen Geschlechtes wahrhaftig zu begegnen, um das Geheimnis seiner eigenen Identität zu erfahren. Darum geht es hier auch nicht einfach um Sexualität, sondern noch einmal zutiefst um ganzheitliche Begegnung, zu der auch das Finden der sexuellen Identität gehört. Aber auch unsere Gefühle, unser Denken, unsere Fähigkeit zum körperlichen Ausdruck sind je männlich oder weiblich. All das will und muß im Zusammensein mit Menschen des anderen Geschlechtes gelernt und erworben werden.

Ich – zu mir selbst: Ist das eine Frage? Habe ich denn nicht immer schon eine Beziehung zu mir selbst? Man sollte diese Frage nicht so schnell bejahen, sondern sich auf einige Überraschungen gefaßt machen. Der Beter des 103. Psalms führt doch offensichtlich ein Selbstgespräch: »Lobe den Herrn, meine Seele . . . vergiß nicht . . .« Offensichtlich bin ich auch jemand in mir, der zwar ich selbst bin, zu dem ich aber dennoch du sagen kann, ja du sagen lernen muß! Und dieses Du, das doch ganz ich bin, weiß so manches von mir, das ich nicht weiß, sondern von diesem Du zu lernen habe. Es gehört vielleicht zu den ganz großen Entdeckungen, wenn ein Mensch beginnt, dieser eigenen und doch so fremden Stimme in sich einmal aufmerksam zuzuhören, wenn er mit sich reden läßt. In den biblischen Texten wird gerade das Gebet – also das Reden vor Gott – zum Ort, an dem ich mit mir selbst rede. Ein Ort der Identitätsfindung ist uns gegeben: das Selbstgespräch vor dem Angesichte Gottes! Alle Gesichtspunkte, unter denen der Mensch gesehen werden kann, sollen hier zum Gespräch geladen sein: der Mensch, der zu seiner Lebendigkeit, zu seiner Vitalität, also seiner Seele steht; der Mensch, der zu seiner Leiblichkeit steht, sie zu entdecken, sich an ihr wie ein Kind zu freuen beginnt; der Mensch, der seine Gefühle entdeckt, der sorgfältig oder auch sehr ungeschickt mit ihnen umzugehen beginnt.

Ich – zur Natur: Ob wir uns dessen bewußt sind, daß den meisten unserer Kinder die Wahrnehmung der verschiedenen Jahreszeiten bereits nicht mehr zugänglich ist? Sie erfahren damit nicht mehr, wie sehr unser ganzes Leben in einen natürlichen Verlauf eingebettet ist, ebensowenig wie sie das langsame Altwerden und damit Schwächerwerden der Großeltern als einen natürlichen Prozeß wahrnehmen und damit annehmen können. Was bedeutet das für unsere Kinder, was für unsere Gesellschaft als ganze? Das Ideal des jungen Menschen steht neben dem Ideal, zu jeder Jahreszeit sämtliche Gemüse- und Obstsorten zu unserer Verfügung zu haben. Die Natur als natürliche Lebensumgebung ist nur noch für einen kleinen Teil der Bevölkerung erfahrbar. Was aber bedeutet das? Wie und wo sollen unsere Kinder das Staunen und die Sorgsamkeit im Umgang mit der Schöpfung lernen, wenn der Umgang mit der Pflanzen- und Tierwelt fast nur noch über den Blumenladen beziehungsweise das Haustier möglich ist? Wird uns die Natur je länger je mehr zum Reservat, zu zoologischen und botanischen Gärten? Wie bei allen anderen Beziehungsfeldern rächt sich der Verlust der unmittelbaren Beziehung zur Natur nachdrücklich am Menschen selbst. Die ungeheuren Umweltschäden, deren Ausmaße nicht mehr abschätzbar sind und deren Folgen uns und vor allem die nächsten Generationen einholen werden, sind für den, der noch Ohren hat zu hören, deutliche Sprache genug.

Ich – zu meinem Volk: Um etwas ganz ähnliches wie im Abschnitt über die Familienbeziehung geht es auch hier. Und doch ist die Dimension anders. So mancher meint, seine Familie akzeptiert zu haben, aber daß er zum deutschen Volk, zur österreichischen Nation, zur schweizerischen Eidgenossenschaft gehört . . . Und doch ist auch das nicht von uns zu lösen. Wie schäme ich mich für mein Volk – und bin doch ein Glied desselben! Auch seiner Geschichte, in der so Großartiges an Erbe und Auftrag liegt, verdanke ich mich! Aber auch aus seiner Schuld, seinem Versagen, seiner Verweigerung gegen Gottes Gebot und seiner auch weiterhin bleibenden Verhärtung komme ich, verdanke ich mich!

Ich – zu Gott: Wir haben die Beziehungsfelder immer weiter gesteckt: vom uns so nahen anderen über das andere Geschlecht und die Natur zum uns schon viel fremderen Ich selbst, ja endlich zur Familien- und Volksgeschichte, von der wir oft genug meinen, wir könnten sie so nebenbei abstreifen. Immer weiter werden die Kreise. Und am Ende steht der weiteste Kreis vor uns, der uns allen – ob wir es wollen oder nicht – denknotwendig und auch lebensnotwendig ist. Wer den nahen Beziehungskreis immer weiter übersteigt auf einen ferneren und immer ferneren, der ist am Ende gezwungen – so sagen uns Philosophen –, auf einen absoluten Beziehungskreis zu schließen, der absolut und gleichzeitig personal ist. Man kann es religionsphilosophisch sagen: Wir kommen auf den absoluten und gleichzeitig personalen Horizont des Woher unserer je eigenen und gemeinsamen Existenz. Das klingt kompliziert, ist aber, biblisch gesprochen, einfach: Es ist Gott selbst, der in Jesus Christus sein Leben für uns gegeben hat.

Ich meine, daß dieser Beziehungskreis der wichtigste ist und vielleicht der, dessen Verlust uns am empfindlichsten trifft: Es ist der Verlust der Transzendenz, der je eigenen und gemeinsamen Jenseitigkeit. Wie soll man es sonst sagen? Wahrscheinlich ganz kindlich-einfältig mit der Sprache unserer religiösen Grunderfahrung: Wir können nicht leben ohne einen lebendigen und uns liebenden Gott im Himmel. Aus ihm und zu ihm leben wir, er kennt uns von Anbeginn, er trägt uns in Ewigkeit, er will uns begegnen in unserer Gegenwart!

Die sieben hier skizzierten Beziehungsfelder sind, wie das untenstehende *Schaubild* verdeutlichen will, am ehesten als Kreis zu denken, nicht in einer linearen Reihenfolge, bei der sich das eine aus dem anderen ergibt. Die kreisförmige Darstellung versucht darauf aufmerksam zu machen, daß jedes einzelne Beziehungsfeld mit allen anderen zusammenhängt, sie fördert beziehungsweise auch behindert.

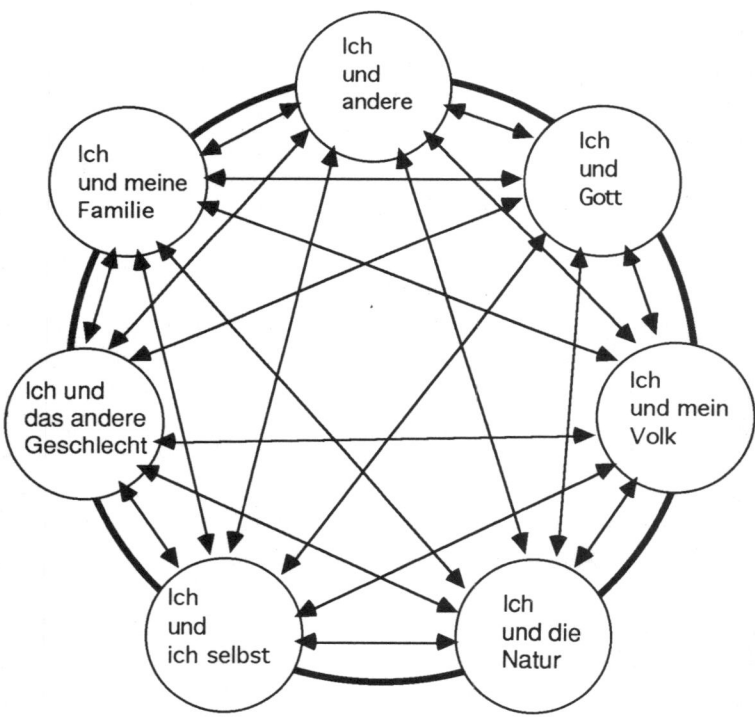

Es gibt letztlich auch keine Hierarchie der Beziehungsfelder von wichtig hin zu unwichtig. Gelungenes Menschsein ist das immer neu gewagte, manchmal geglückte und in allem zur Reife führende Zusammenspiel all jener Beziehungskreise, in denen wir leben. Ganzheit als Ziel unseres Menschseins würde bedeuten: Alle Teile stehen in gutem Wechselspiel zueinander. Alle Beziehungsfelder sind entwickelt und offen für immer weitere Entwicklungsmöglichkeiten. Eine entwickelte Gesprächsfähigkeit mit anderen Menschen ist Voraussetzung für eine Begegnung mit sich selbst, wird so immer weiter gefördert. Das Bewußtsein, Teil der uns umgreifenden Natur zu sein, macht uns fähig, auch die uns umgreifende Geschichte unserer Familie und unseres Volkes als Geschenk und Auftrag zu erkennen. Eine geglückte Selbstbeziehung steht im Wechselverhältnis zur geglückten Gottesbeziehung. So müßten wir weiterfahren, um die vielfältigen Wechselverhältnisse all jener Beziehungsfelder zueinander zu entdecken und uns damit selbst auf die Spur zu kommen, unseren Reichtum, aber auch unsere Defizite zu entdecken.

Die Vorstellung der verschiedenen Beziehungsfelder als großem Kreis macht uns noch auf etwas anderes aufmerksam: Kein Beziehungsfeld kann durch ein anderes ersetzt werden! Ich kann eine fehlende Naturbeziehung nicht mit einer intakten Selbstbeziehung kompensieren. Genausowenig kann eine fehlende Selbstbeziehung durch eine intensiv gelebte Gottesbeziehung aufgewogen werden. So ließe sich weiterfahren.

Auf noch etwas ist an dieser Stelle hinzuweisen: Alle Beziehungskreise sind in unserer modernen Gesellschaft höchst umstritten. Denken wir an die Isolation, die Vorstellung vom Menschen als Neutrum, die Natur-Distanz, den Familien- und letztlich Geschichtsverlust, die damit verbundene Privatisierung und endlich den Gottesverlust. Wer in diesen Fragen auf Gott und sein biblisches Zeugnis hört, findet sich sogleich in Fragen der Tagespolitik, ob er will oder nicht: die Homosexuellen- bzw. Lesbenfrage, die Umweltfrage, die Familienpolitik, die Frage nach der Religions- und Meinungsfreiheit und hinter allem die uns alle bestimmende Wirtschaftspolitik. Das Evangelium weist uns auf die wesentlichen Fragen unseres Menschseins hin und macht uns sofort politisch. Das eine geht nicht ohne das andere.

b) Der Mensch als Wesen der Verdankung

Ein Kind, das auf die Welt kommt, verdankt sich: seinen Eltern, ohne die es nicht leben würde; dem anderen Geschlecht, ohne das es nicht sein eigenes hätte; der Natur, ohne die es nicht eingebettet wäre in unsere Welt; sich selbst, mit dem es sonst nicht in Beziehung stehen und Selbstgespräche führen könnte; seiner Familie, in der es zunächst so selbstverständlich und später vielleicht so problematisch heranwächst;

seinem Volk, aus dem es stammt, dem es viel verdankt und an dessen Versagen es auch bleibend mitträgt; und letztlich der Transzendenz, die es sucht, die es abschütteln will und doch nicht loswerden kann.

Wir müßten in einem längeren Gesprächsweg all diese verschiedenen aufgezeigten Beziehungskreise durchgehen, um zu sehen, wie sehr wir die Menschen sind, die wir sind, weil wir uns dem allem verdanken. Und bei jedem von uns tragen diese Beziehungskreise verschiedene konkrete Namen. Es sind konkrete Menschen, Landschaften, Erlebnisse, Familiengeschichten, Dorf- und Stadtgemeinschaften, ja ganze Völker, die zusammen den unverwechselbaren Menschen prägen, der wir sind. Wie wenig sind wir aus uns selbst, wie sehr verdanken wir uns. Das kann uns dankbar, kann uns glücklich machen. Es kann uns auch traurig machen – oder überraschen. Doch und gerade darum: Wer wir sind, das sind wir als Menschen, die Wesentlichstes von uns selbst anderen, der Geschichte unserer Familie und unseres Volkes verdanken.

c) Der Mensch als Wesen der Verpflichtung

Zur Verdankung tritt jedoch sogleich die Verpflichtung, die Verantwortung. Wem ich mich verdanke, dem bin ich verpflichtet! Der jüdische Philosoph Emanuel Levinas, der am Weihnachtsfest 1995 im Alter von über neunzig Jahren gestorben ist, hat gegenüber Martin Buber sehr deutlich gemacht, daß die Kategorie der Begegnung allein nicht ausreichend ist, um das Geheimnis des Menschen zu erfassen. Einer Begegnung kann man sich auch entziehen. Oder man kann sie im Moment intensiv erleben und sich dann doch ganz einfach über die Verpflichtung, die in ihr liegen könnte, hinwegsetzen. Begegnung allein ist nach Levinas deshalb zuwenig. Die menschliche Urkategorie ist die *Ver-Antwortung*, die menschliche Beziehung als Gespräch. Ich werde gefragt und habe Antwort zu geben – Antwort mit meinem ganzen Leben. Und damit bin ich das Wesen, das mit sich selbst antwortet, sich verpflichtet.

Das berühmte »Cogito, ergo sum« (Ich denke beziehungsweise zweifle, also bin ich) ist schon erwähnt worden. Descartes abstrahiert den Menschen von seinen Begegnungen und Beziehungen und damit auch von all seinen Verdankungen und Verpflichtungen. Eugen Rosenstock-Hüessy, ein jüdisch-christlicher Denker und Freund von Martin

Buber, hat gegen den Satz von Descartes einen anderen, letztlich unauslotbaren Satz formuliert: »Respondeo, etsi mutabor«: *Ich antworte, auch wenn ich [dadurch] verwandelt werde.* Ich kann mir keinen anderen Satz denken, der das Anliegen treffender zum Ausdruck bringt: Beziehung ist Begegnung. Begegnung aber heißt immer, daß ich mich auf einen anderen Menschen als mein Gegenüber einzulassen habe. Sich Einlassen aber bedeutet, daß ich bereit bin, mich durch diese Begegnung verändern zu lassen. Veränderung aber heißt, daß ich mich nur dort wahrhaft finde, wo ich mich in eine Begegnung wage und damit hinein in eine Verwandlung, deren Tragweite ich zuvor nicht erkennen und auch nicht berechnen kann.

Aus dieser Erkenntnis heraus ist zu formulieren: *Ich bin verpflichtet – und darum bin ich.* Das klingt zugespitzt. Aber wie sollte der Satz anders lauten? Ich wüßte nicht, wie man ihn anders formulieren sollte. Man könnte statt von Verpflichtung auch von Treue, von Verantwortung sprechen.

Die Vertiefung des biblischen Menschenbildes: Erlösung und Sünde

Der Blick in unsere persönliche und unsere gesellschaftliche Wirklichkeit zeigt uns die Realität dessen, was die Bibel Sünde nennt: Sünde nicht einfach nur als die einzelne Tat eines einzelnen Menschen, sondern auch als Schuldverflochtenheit unserer Welt. Sünde ist Tat, ist aber auch Macht und Geheimnis. Sie gleicht einem Bruch, der durch alles in unserer Schöpfung hindurchgeht, durch alles also, was Gott gut gemeint hat. Aus den Grundschätzen des biblischen Menschenbildes wurden die Grundprobleme unseres Menschseins. Sie sollen hier wenigstens anklingen:
- Zur Beziehung traten Beziehungsangst und Isolation.
- Zur polaren Spannung zwischen den Geschlechtern kamen Gleichmacherei und Machtkampf auf der einen, aber auch Rückzug aus der Begegnung mit dem anderen Geschlecht auf der anderen Seite.
- Zur Bindung kam die zunehmende Tendenz zu immer neuen und kurzfristigen Weggemeinschaften.

Was bedeutet es, daß der Mensch nicht nur Gottes Geschöpf, sondern auch ein Sünder ist? Auf zwei Dinge ist in diesem Zusammenhang hinzuweisen:

– Auch hinter dem Menschen in seiner Störung und Zerstörung durch die Schuld erkennen wir immer noch Gottes Bild im Menschen. Wenn ein Kind zur Welt kommt, dann werden wir kaum sagen: »O Schreck, wieder ein Sünder!« Wir stehen staunend vor dem Geheimnis des Lebens, wie es von Gott gemeint war und ist. Darum ist die natürliche Arbeit am Menschsein selbst, an der Entfaltung der Begabungen, an der Reifung des Charakters und so weiter eine dem Geschöpfsein des Menschen entsprechende, ihm notwendige und damit christliche Aufgabe. Wer den Menschen nur als Sünder erkennen kann und damit in der Vergebung gleichsam die einzige christliche Aufgabe sieht, verkennt, daß Gott zunächst der Schöpfer ist, daß wir Menschen als Geschöpfe Gottes Bild an uns tragen.

– Es gibt jedoch auch ein umgekehrtes Mißverständnis. Dann kann man den Menschen nur noch von der Schöpfung her interpretieren. So mag einem der Blick für das, was die Bibel Sünde nennt, abhanden kommen. Nur noch von einigen Schwächen und Fehlern ist die Rede. Wer jedoch den Menschen nicht mit den Augen der Bibel als Sünder sehen kann, verkennt wesentlich den tiefen Schaden, der auf uns allen und der zwischen uns allen liegt. Von der Erlösung Jesu Christi her wird uns anschaubar, was Schuld ist: Gott selbst muß in diesen Riß treten und in seinem Tod die Schuld auf sich nehmen. Das erkenne ich jedoch nicht, wenn ich nur mich und die Menschen um mich herum analysiere. Ich erkenne zwar Gestalt und Strukturen schuldhafter Verflochtenheit, nicht aber das Gewicht, das ihr zukommt. Wer den Menschen also nur als Geschöpf sieht und seine Schuldverfallenheit nur als eine Nebensache versteht, verkennt, daß Gott selbst unser Erlöser sein muß. Daran, daß er es getan hat, erkennen wir das Gewicht unserer Schuld, im selben Moment aber auch Gottes unergründliche und unbegründete Liebe zu uns. Das gehört ja mit zum Geheimnis dieser Liebe: Gott zeigt uns das Gewicht unserer Schuld am Gekreuzigten, nicht an uns selbst. Wer würde diesen Anblick sonst ertragen? »Man erkennt die Fesseln erst, wenn sie fallen«, sagt Luther. Wir erkennen das Ausmaß der Schuld erst am Kreuz Jesu, dem Ort der Erlösung von eben dieser Schuld.

Daß Jesus sowohl für diese grundlegende Schuldverfallenheit als auch für die daraus immer neu erwachsende persönliche Schuld sein Leben hingegeben hat, zeigt uns den Ort, an dem wir mit unserem je persönlichen Gebrochensein als Frauen und Männer Zuflucht und Vergebung suchen dürfen. Weil es ihn gibt, darum gibt es auch Hoffnung für unser Menschsein, gibt es Vergebung in all unserem Scheitern und trotz all unseres Scheiterns.

Die Erfüllung des biblischen Menschenbildes: Geist und Endzeit

Wäre die Heilung unseres jeweiligen Mann- und Frauseins allein unsere menschliche Aufgabe, so wäre das Christentum eine bloße Morallehre. Gerade darin aber unterscheidet sich die Botschaft der Bibel von der Botschaft anderer Religionen. Was wir als unsere eigene Aufgabe begreifen wollen, zum Beispiel die Heilung unseres Mann- und Frauseins in all den verschiedenen Beziehungsfeldern, das hat Gott sich selbst zur Aufgabe gemacht. Darum spricht die Bibel von der Gabe des Geistes Gottes, der Neues schaffen kann, wo wir Menschen am Ende sind. Und darum spricht die Bibel von der Neuschöpfung von Himmel und Erde am Ende der Welt. Erst darin wird die Gebrochenheit auch unseres Menschseins ganz aufgehoben sein. Erst dann werden wir erkennen, was Gott mit unserem Menschsein gemeint hat.

Auch hier treten wir in eine doppelte und letztlich nicht auflösbare Spannung, die man in der Theologie die eschatologische Spannung nennt:

– Gott hat uns für die Befreiung aus der Schuldverflochtenheit und für die Gestalt eines neuen Lebens den Beistand seines Geistes zugesagt. Wie soll man das beschreiben? Wir leben mitten in einer gefallenen Welt – und doch kommt uns mit Gottes Geist bereits die Kraft der kommenden Welt entgegen, bricht da und dort zeichenhaft durch die schuldhaft verschobenen Grenzen unserer Gegenwart. Das ist unsere Aufgabe: nicht weiter nur auf unsere Möglichkeiten zu setzen und hin zu leben, sondern jetzt schon auf die Kraft des kommenden und bereits hereinbrechenden Reiches Gottes hin zu vertrauen, zu planen, zu leben und zu lieben. Wer im Versuch, als Christ in dieser Welt zu leben, nur auf menschliche Fähigkeiten allein setzt, der greift zu kurz. Wer in den Grenzen seiner Fähigkeiten auch die Grenzen von Gottes Kraft zu sehen meint, der vergißt, daß Gottes Geist die Kraft der kommenden Welt Gottes ist.

– Und doch können nun genau diese Sätze wieder zum verhängnisvollen Mißverständnis führen. Ist damit gesagt, daß jede Schwachheit in unserem Leib, in unserem Gemüt, in unseren Beziehungen, in den schuldhaften Verhältnissen auch unserer Wirtschaft und Politik grundsätzlich überwindbar geworden ist? Es würde dann doch allein, so könnte man aus dem obigen Abschnitt folgern, mein entschlossenes Vertrauen auf Gottes Geist nötig sein, meine Offenheit ihm gegenüber . . . Und dann wäre keine Heilung mehr unmöglich: keine Heilung des Leibes, keine Heilung des Gemütes, keine Heilung der Beziehungen und so weiter. Wer nun noch scheitert, so müßte man dann sagen, der scheitert nur, weil er nicht entschlossen genug vertraut, nicht offen genug auf Gottes Geist eingeht. Das aber ist nicht die Botschaft der Bibel.

Wer so argumentiert, der setzt voraus, daß Gottes endgültige Entmachtung alles Bösen, aller Schuldverflochtenheit jetzt schon in Erscheinung tritt, treten kann, ja daß es nur noch am Menschen und seinem Glauben, seinem Gebet, seinem Gehorsam liegt, daß das auch wirklich geschieht. Er macht aus den von uns erbetenen und immer wieder auch erfahrenen Zeichen von Gottes kommender Herrschaft bereits den gegenwärtigen Normalfall. Und damit ist wohl das Kriterium benannt, das uns in dieser Frage weiterhilft: Wir erbitten die Überwindung alles Schuldhaften bereits jetzt als Zeichen, als zeichenhafte Vorwegnahme dessen, was erst in der Zeit der Vollendung zum Normalfall wird. Wer das nicht so sehen kann, der übersieht das Geheimnis unserer Zeit, die noch mitten unter den Vorzeichen der Schuldverfallenheit steht. Aus ihr sind auch wir Christen nicht einfach herausgelöst. Wir tragen die Spuren dieser Weltzeit zutiefst immer noch an uns – auch wenn wir glauben und wissen, daß die kommende Weltzeit bereits angebrochen ist. Diese Spannung zwischen dem Kommenden, das jetzt schon da ist, und dem Gegenwärtigen, in dem das Kommende noch nicht da ist, gilt es ernstzunehmen. In ihr glauben, beten, kämpfen und leben wir.

Kapitel 5

Können wir medizinische Techniken anhand der Bibel »prüfen«?

Sieben Leitfragen zur alternativen Medizin
wie zur Schulmedizin

Die Frage, die uns in diesem Kapitel gestellt wird, scheint ganz einfach zu sein: Gibt uns die Bibel Hinweise oder Leitlinien, um mit den Angeboten der alternativen Medizin sorgfältig umgehen zu können? So einfach wie die Frage kann die Antwort leider nicht sein. Dennoch läßt uns das Zeugnis der Bibel in dieser Frage nicht allein.

Methodische Grundfragen

a) Unsere Bibel und die Medizin

Unsere Bibel ist im Laufe von weit über tausend Jahren entstanden und so zu dem Buch geworden, das wir heute in den Händen halten. Über Medizin steht merkwürdigerweise kaum etwas darin. Das ist deshalb auffällig, weil die Medizin in der Zeit des Alten Testaments in der Umwelt der Bibel bereits hochentwickelt war. Das betrifft sowohl Behandlungsmethoden wie Diagnoseverfahren. Das zwingt uns zur Frage: Warum hat Israel, warum hat die frühe christliche Gemeinde die Frage nach der »Alternativmedizin«, nach den verschiedenen Heilpraktiken und Präparaten, die es ja gab, eigentlich nie grundsätzlich aufgeworfen, nie als Problem empfunden?

b) »Ganzheitliche Medizin« – Was heißt das?

Das Wort klingt gut. Es meint das Bemühen, den Menschen als ganzen zu sehen, nicht nur einen Teil von ihm. Die Frage nach einer »ganzheitlichen Medizin« ist eine Gegenreaktion auf den jahrhundertelangen

Trend der Naturwissenschaft, am Menschen nur kranke »Teile« zu diagnostizieren und dann zu behandeln. Das Anliegen der Bibel, den Menschen immer als einen ganzen zu sehen, wird, wenigstens als Anliegen, in der ganzheitlichen Medizin aufgenommen. Über die Antworten mag man verschiedener Meinung sein. Das Grundanliegen jedoch steht dem biblischen Zeugnis näher als das der klassischen Schulmedizin, die den Menschen in seine Teile zerlegt und für jeden Teil einen Facharzt bereitstellt: Hals/Nasen/Ohren, Herz, Gynäkologie, Innere Medizin, Chirurgie und so weiter. Auch wenn die Schulmedizin längst den Blick auf das Ganze des Menschseins wieder sucht, wie die Betonung psychosomatischer Zusammenhänge zeigt, steht sie immer noch in der Tradition eines Denkschemas, das den Menschen spaltet, seinen Leib von der Seele trennt, seine Seele von seinem Geist, den Leib und die Seele in ihre jeweiligen Teile und so weiter.

c) Richtlinien - Wofür?

Damit stehen wir vor der Grundfrage, ob es denn überhaupt biblische Texte gibt, die eindeutig zur alternativen Medizin Stellung nehmen. Die Antwort muß klar lauten: Nein! Und zwar einfach deshalb, weil es die Unterscheidung zwischen alternativer Medizin einerseits und Schulmedizin andererseits gar nicht gab. Daraus folgt: Wer prüfen will, der ist dazu aufgerufen, sowohl die Schulmedizin wie die alternative Medizin an den Aussagen der biblischen Texte zu messen.

d) Zum Umgang mit der Bibel

Die Texte der Bibel sind zeitbezogen, sind auf eine konkrete Situation, auf ein Umfeld von Fragen und Meinungen bezogen. So ist jeder Text für sich allein zu hören und nicht vorschnell mit anderen Textstellen zu harmonisieren. Wie wäre es, wenn der Apostel Paulus zu unseren Krankenhäusern, unseren Behandlungsmethoden, unserer Auseinandersetzung um die ganzheitliche Medizin detailliert Stellung nehmen würde? – Dennoch, so denke ich, läßt uns das biblische Zeugnis in unserem Fragen nicht allein, auch wenn wir die Antworten sehr sorgfältig und je einzeln zu hören haben.

Biblische Texte

Im folgenden wird versucht, einzelne biblische Texte exemplarisch und ohne jeden Anspruch auf Vollständigkeit näher zu betrachten und aufgrund ihrer Aussagen nach Richtlinien für unsere Praxis zu fragen. Die Auswahl der Texte ist subjektiv, das heißt von meiner momentanen Erkenntnis geleitet.

Eine Vorbemerkung: Keiner der Texte hat direkt etwas mit Medizin zu tun. In einem geht es um den Umgang mit Speisen, die aus Gottes Schöpfung stammen. In einem anderen geht es um den Umgang mit »Mächten«, die solche Speisen »besetzt« halten könnten; dann um die Frage, welche Rolle das eigene Gewissen bei Entscheidungen spielt, sowie um den Umgang mit Menschen, die zu einer anderen Auffassung kommen.

In der Auslegung solcher Texte frage ich zunächst nach dem Problem, das damals erörtert wurde, nach seinem kulturellen und religiösen Hintergrund. Danach versuche ich, mir die Antworten, die auf diese Fragen gegeben wird, so klar wie möglich vor Augen zu halten. Wie mögen wohl die ersten Leser dieser Briefe in ihren Fragen diese Antworten gehört haben? Schienen sie ihnen naheliegend oder »weit hergeholt«? Haben sie sich gefreut oder womöglich auch geärgert?

Wenn es nötig ist, kann man anschließend auch vorsichtig versuchen, Analogien zwischen der damaligen Frage und unseren heutigen Fragen zu ziehen, zum Beispiel:
- Wenn jede Speise, die von Gott geschaffen ist, gut und nicht verwerflich ist – wie steht es dann mit Medikamenten, die nicht aus dem Labor, sondern aus der Natur stammen?
- Wenn alle Mächte von Christus schon gänzlich entwaffnet sind – wie steht es dann mit jenen Mächten, die hinter alternativen Heilmitteln und Heilmethoden oft gesehen werden?
- Wenn sogar direkt »besprochenes«, also einer heidnischen Gottheit unter Handauflegung geweihtes Fleisch ohne weiteres zu genießen ist, sofern das Gewissen im Glauben an Jesus Christus fest genug ist – wie steht es dann mit Methoden und Medikamenten, von denen ich nicht weiß (oder sogar weiß!), woher sie kommen?

Solche Analogieschlüsse sind immer vorsichtig zu ziehen. Jede neue Situation hat wieder neue Aspekte, bringt neue Fragen, die in der alten Situation so nicht gegeben waren. Darum sollte man mehrere ähnliche

Texte hören und dabei unbedingt versuchen, sie in den Gesamtzusammenhang der Bibel einzuordnen.

Im folgenden versuche ich, diesen Weg zu gehen. Sechs Bibeltexte, die nahe zu unserer Fragestellung stehen, werden im Blick auf ihre Ursprungssituation näher betrachtet. Darauf folgt der Versuch, die Botschaft dieser biblischen Aussagen in sieben Anfragen an unsere gegenwärtige Medizin umzuformulieren.

a) »Alles, was Gott geschaffen hat, ist gut . . .«

1. Timotheus 4,4f.: »Alles, was Gott geschaffen hat, ist gut, und nichts ist verwerflich, sofern es mit Danksagung (einem Dankgebet vor Gott) empfangen wird. Denn es wird durch Gottes Wort und durch Gebet (das Dankgebet, also kein besonderes Beschwörungs- oder Absagegebet) geheiligt (das heißt als Eigentum Gottes anerkannt).«

Die Gemeinde, an die der Timotheusbrief gerichtet ist, hat es mit einer Bewegung von Irrlehrern zu tun, die sich gegen Teile der geschöpflichen Ordnung und damit gegen bestimmte Gaben der Natur wenden. Fragen nach dem Heiraten sowie dem Verzehr einzelner Speisen scheinen damals das Hauptproblem gewesen zu sein. Von alternativer Medizin und ihren Heilmitteln ist hier nicht die Rede.

Das Gegenargument jedoch, das der Text bringt, ist klar: Was Gott geschaffen hat, was darum zu Gottes guter Ordnung gehört, was aus der Natur kommt, das ist zunächst gut in einem ganz umfassenden Sinn. Dieses Gutsein wird dadurch anerkannt, daß wir als Menschen ein Dankgebet über den Gaben sprechen und damit bezeugen, daß wir hinter allem Natürlichen, hinter allem Geschaffenen Gott als den Geber erkennen und wissen, daß wir uns und alle seine Gaben ihm verdanken.

b) »Die Mächte . . . entwaffnet!«

Kolosser 2,15: »Nachdem er die Gewalten und Mächte gänzlich entwaffnet hatte (am Kreuz), führte er sie (in der Auferstehung) öffentlich zur Schau und triumphierte in ihm über sie.«

Die Briefe des Neuen Testaments an die jungen Gemeinden kämpfen ständig darum, den Sieg Jesu durch »fromme« Angst nicht kleiner werden zu lassen. Dahinter steht die bange Frage, die uns bis heute begleitet: Könnte es nicht sein, daß der Sieg Jesu da oder dort oder an diesem und jenem Ort seine Grenze findet? Müssen wir dann nicht darauf achtgeben, daß . . . »Gerade nicht!«, so sagt uns das biblische Zeugnis. »Er hat sie *gänzlich* entwaffnet und schon längst *vorgeführt.*« Solche Texte, es gibt noch einige mehr (vgl. nur Lukas 10,19f.), entlarven alle Angst vor den unchristlichen »Mächten« als eine tief ungläubige Haltung im Gewand biblischer Frömmigkeit.

c) *»Darf man ›okkult belastetes Material‹ zu sich nehmen?«*

1. Korinther 10,25f.: »Alles, was auf dem Fleischmarkt verkauft wird, esset, ohne um eures Gewissens willen irgend etwas *zu untersuchen; denn:* ›Des Herrn ist die Erde und was sie erfüllt‹.« (Zitiert wird Psalm 50,12; zu vergleichen ist der zusammenhängende Text von 1. Korinther 10,23–33.)

Zum Hintergrund des Textes: Zur Zeit des Paulus wurden viele Tiere am Morgen im heidnischen Tempel unter Handauflegung einem Gott zum Eigentum geweiht. Ein Teil des Tieres wurde für einen Gott verbrannt, ein anderer Teil wanderte in die Küche des Priesters. Der Hauptteil aber kam auf den Fleischmarkt. Und dort hingen und lagen sie nun: die den Göttern geweihten Schnitzel, Kotelettes und Filets, und das »neutrale« Fleisch. Die Frage von einigen Korinthern, die hinter der Antwort des Apostels Paulus steht, muß etwa gelautet haben: Sollten wir nicht lieber grundsätzlich von allem Fleisch Abstand nehmen, um uns nicht durch das heidnischen Göttern geweihte Fleisch (wie man heute sagen würde) »okkult belasten« zu lassen? Die Antwort des Apostels ist klar und doch differenziert: Im Blick auf sich selbst soll jeder für sich entscheiden. Wenn er über seinem Fleischstück, das er erworben hat oder bei einer Einladung vorgesetzt bekommt, Gott in seinem Gebet danken kann, dann zeigt er damit seine Freiheit. Er soll also essen, ohne weiter nachzuforschen, wo dieses Fleisch herkommt und ob es irgendwelchen Mächten geweiht wurde.

Paulus führt dabei eine wichtige Unterscheidung ein. Er spricht einerseits vom *Gewissen des jeweiligen Menschen* (10,27f.). Man muß sich das sehr konkret vorstellen: Sie werden zu einer Familie zum Essen eingeladen und wissen, daß dort völlig andere Sitten und religiöse Gebräuche herrschen. In Ihnen steigt die Angst auf, ob nicht auch das Essen irgendwie »belastet« oder gar »besprochen« ist! Paulus meint nun: »Ja, es kann sein, daß das Stück Fleisch auf deinem Teller einem anderen Gott geweiht worden ist. Aber iß doch, forsche nicht nach! Wenn du deinem Gott im Gebet danken kannst, daß er dieses Tier geschaffen hat, dann kann dir all das Besprechen und all das Göttergehabe nichts antun. Sei in deinem Gewissen frei« (vgl. 10,27+29b-31).

Andererseits aber spricht Paulus auch vom *Gewissen eines anderen* (10,28-29a). Es muß sich um einen andern Christen handeln, der diesen Vorgang beobachtet und warnend auf die okkulte Gefährdung durch das so besprochene Fleisch aufmerksam macht (Vers 28). Paulus erklärt nun, daß man in einem solchen Fall doch nicht von dem Fleisch essen soll. Warum? Weil es eben doch gefährlich ist? Nein! Der Grund liegt allein in der Rücksichtnahme auf den Nächsten. Er könnte durch solches Handeln dazu geführt werden, selbst auch so zu handeln, obwohl sein Gewissen noch nicht so weit ist. Die innere Freiheit, daß auch okkult besprochenes Fleisch einem Christen nicht schaden kann, besteht also weiterhin und unbedingt. Wo das Dankgebet gesprochen wird, da dürfen andersdenkende Christen nicht mehr spotten oder es »besser wissen« (10,28b-30).

Die Frage wird hier also zurückverwiesen auf das Gewissen des einzelnen Menschen. Paulus hat das wahrscheinlich von den Korinthern als Motto gebrauchte »Mir ist alles erlaubt« (10,23) positiv aufgenommen und nicht eingeschränkt. Weil Jesu Christi Tod und Auferstehung so umfassend sind, darum ist mir nun wahrhaftig alles erlaubt. Es mag zwar manches geben, das mir nicht guttut. Aber von Jesu Erlösung her ist der erste Satz nie mehr einzuschränken: »Alles ist erlaubt!«

Diese Generalerlaubnis wird nie aufgehoben. Wohl aber wird meinem Handeln aus dieser Generalerlaubnis heraus an einem Punkt ein Riegel vorgeschoben. Es ist das Gewissen des Nächsten. Es könnte sein, daß er durch mein Vorbild zu einem Handeln geführt wird, das seinem Gewissen noch nicht entspricht, durch das er sich also eine Verurteilung durch sein eigenes Gewissen zuzieht. Paulus meint, daß man in einem solchen Fall lieber auf das Essen des Fleisches verzichten soll – allerdings ohne die innere Freiheit, jenes Fleisch ohne weiteres essen zu dürfen, preisgeben zu müssen. Was ich in meinem Gewissen für erlaubt halte, das darf durch keinen anderen Menschen mehr in Frage gestellt werden. »Alles ist erlaubt!« Dieser Satz bleibt stehen. Er hat seinen Grund für alle Menschen darin, daß »die Erde und was in ihr ist, dem Herrn gehört«. Wie sollte mir irgend etwas von dem, was doch Gott gehört, schaden? (Man beachte, daß Paulus hier nicht von der Heilstat Jesu, sondern von der Schöpfung her argumentiert und meint, daß tatsächlich alle geschaffenen Dinge vor Gott frei sind.) Ob ich diese Freiheit habe oder nicht, das kann überhaupt nicht mehr Gegenstand weiterer Diskussion sein. In Frage steht nur noch, ob ich diese Freiheit auch in jedem Fall leben und durchsetzen muß oder soll. Ich kann und soll auf die Durchsetzung der Freiheit verzichten, ohne sie deshalb zu verlieren. Daß ich in meinem Handeln dem »engen Gewissen« eines anderen Menschen folge, bedeutet keineswegs, daß jener mit seinem engeren Urteil im Recht ist. Im Gegenteil. Er hat nicht recht. Aber ich will versuchen, ihn nicht zu einem Handeln zu führen, das er nicht oder noch nicht verantworten kann und für das er von seinem Gewissen verurteilt würde.

d) »Gibt es denn andere ›Mächte‹?«

1. Korinther 8,4-6: »Wir wissen, daß es *keinen* Götzen in der Welt gibt und daß es *keinen* (anderen) Gott gibt außer dem einen. Denn wenn es wirklich sogenannte Götter, sei es im Himmel oder auf Erden, gibt – wie es denn viele Götter und viele Herren gibt –, so gibt es doch für uns nur *einen* Gott, den Vater, von dem *alle* Dinge sind und wir zu ihm, und *einen* Herrn, Jesus Christus, durch den alle Dinge sind und wir durch ihn.« (Vergleiche den Textzusammenhang von Vers 1-13.)

Das Problem, das Paulus in diesem Kapitel bespricht, ist beinahe dasselbe wie jenes im oben besprochenen Abschnitt in Kapitel 10. Und doch liegen die Akzente etwas anders.

Paulus besteht in überaus klaren, ja sogar scharfen Worten darauf, daß es für einen Christen keinen Götzen, keine Götter mehr gibt. Das heißt nicht, daß sie von Christen bloß nicht mehr anerkannt werden sollten, während sie eben doch noch Macht und Einfluß hätten. Nein! Es gibt tatsächlich noch viele Götter und Herren, die durch den Glauben ihrer Nachfolger, aber auch durch die Angst der Christen vor ihnen Leben und Einfluß haben. Doch gerade dagegen kämpft Paulus in diesem Abschnitt! Es gibt gerade *keinen* Götzen, *keinen* anderen Gott. Und darum sind auch alle Dinge von Gott, sind auch *alle* Dinge durch Christus geschenkt.

Paulus meint, daß unser christlicher Glaube unbedingt mit dieser Erkenntnis verbunden sein muß. Er wird diese Erkenntnis nie einschränken, sehr wohl aber das Handeln, das aus dieser Erkenntnis kommt. Es gibt Menschen, die dieses in der Freiheit Jesu allein begründete Gewissen noch nicht haben und darum in dieser Freiheit noch nicht leben können. Beispiel ist wieder die Frage nach dem Götzenopferfleisch. Wieder hat man sich das sehr konkret vorzustellen. Neben den großen Opfern gab es noch die Vielzahl der privaten Opfer, die meist im Familienkreis eingenommen wurden. Eine ganze Großfamilie opferte einem der Götter ein Tier. Auch davon wurde ein Teil verbrannt, ein Teil stand den Priestern zu. Der Rest aber gehörte der Familie, die nun – im Tempel oder zu Hause – das Fleisch des Opfertieres gemeinsam verzehrte. Gemeinsam, das hieß aber: zusammen mit der Gottheit. In der antiken Welt verband die gemeinsame Mahlzeit die Menschen untereinander aber auch mit Gott zu einer unauflösbaren Gemeinschaft. Darum konnte man zum Beispiel den Gast, den man nach antikem Gastrecht zu Tische lud, nicht verfolgen. Die Mahlgemeinschaft war Ausdruck innerster Gemeinschaft. »Mit wem ich esse, zu dem gehöre ich.« Das aber galt nun auch für das Götzenopfermahl. Mit welchem Gott ich esse, zu dem gehöre ich.

Paulus spricht von einer »Gewöhnung« (Vers 7). Umschreibend könnte man es so ausdrücken: »Etliche aber essen, weil sie durch ihre Gewöhnung noch nicht frei sind, dieses Fleisch weiterhin als Fleisch, das sie mit diesem Götzen eins macht. Und weil ihr Gewissen an diesem Punkt noch schwach ist, noch nicht zur Stärke Jesu Christi herangereift ist, wird es befleckt und wird ihnen diese Handlung als eine Sünde vorhalten, ja sie erneut in die Abhängigkeit zu den alten Göttern bringen.« Modern würde man vielleicht sagen, daß Paulus hier von »Verhaltensmustern« spricht, durch die die alten Abhängigkeiten wieder zutage treten, obwohl sie im Grunde schon überwunden sind.

Wieder ist es erstaunlich: Paulus gibt dieser »schwachen« Erkenntnis gerade nicht recht. Sie verkennt grundlegend die Freiheit, die in Gottes Schöpfung und in Jesu Christi Heilstat liegt. Von dieser Freiheit aus formuliert kann nur der eine Satz gelten: »Mir ist alles erlaubt!« Diese Freiheit wird nie eingeschränkt. Eingeschränkt wird nur die unbedingte oder gar zwanghafte Durchsetzung dieser Freiheit, die zur Gefährdung eines anderen Menschen wird. *Frei bin ich dort, wo ich die Freiheit habe,*

auch auf meine Freiheit um eines größeren Wertes willen zu verzichten.
Wo ich dagegen meine Freiheit in meinem Handeln immer und überall leben muß, da bin ich noch nicht frei, sondern von meiner sogenannten Freiheit gezwungen.

Die wahre Freiheit erweist sich dort, wo ich für einen nächsten Menschen nicht »zum Anstoß werde« (10,9+13). Dieses Wort hat seine eigene und traurige Wirkungsgeschichte. Wie wurden und werden Christen in ihrem in Christus freien Handeln von anderen kritisiert mit dem Hinweis, sie würden damit anderen »zum Anstoß«, also Anlaß zu Ärger und Kritik werden. Gerade darum aber geht es hier nicht. Mit dem Begriff »Anstoß« ist von Paulus ein Stein gemeint, über den jemand stolpern und dabei zu Fall kommen, das heißt zu einer für ihn schuldhaften Handlung geführt werden kann. Man müßte also eher von einem »Stolperstein« sprechen. Obwohl das freie Verhalten der Freiheit Christi entsprechen würde, könnte es für einen anderen Menschen, der von seinem Gewissen her noch nicht in dieser Freiheit leben kann, zur Verführung werden. Und das, so meint Paulus, darf nicht sein. Ein »Anstoß« ist also ein an sich erlaubtes Handeln, das aber für einen anderen Menschen zum Anlaß für ein für ihn schuldhaftes Verhalten wird. Umschreibend könnte man diesen Satz übersetzen: »Ich habe zwar das Recht, so zu handeln, aber ich will und darf mit meinem Handeln meinen Nächsten nicht zu einem für ihn schuldhaften Verhalten verführen.«

e) *»Kann man also mit den ›Mächten‹ gefahrlos umgehen, wenn es sie doch gar nicht wirklich gibt?«*

1. Korinther 10,14+19–22: »Darum meine Lieben, flieht den Götzendienst! Was will ich nun damit sagen? Daß das Götzenopfer etwas sei? Oder daß der Götze etwas sei? Nein, sondern was man da opfert, das opfert man den bösen Geistern und nicht Gott. Nun will ich nicht, daß ihr in der Gemeinschaft der bösen Geister seid. Ihr könnt nicht zugleich den Kelch des Herrn trinken und den Kelch der bösen Geister; ihr könnt nicht zugleich am Tisch des Herrn teilhaben und am Tisch der bösen Geister. Oder wollen wir den Herrn herausfordern? Sind wir stärker als er?«

In diesem Abschnitt geht es um die Frage, ob Christen weiterhin den heidnischen Mächten direkt opfern beziehungsweise ob sie an solchen

Opfermahlzeiten teilnehmen sollen. Dazu aber sagt Paulus ausdrücklich nein. Eine Opfermahlzeit ist – vergleichbar dem Abendmahl – eine bewußte geistliche Vereinigung des Menschen mit dem Gott, dem man opfert. Und das kann ein Christ nicht mehr tun. Gerade weil die »Mächte« Christus unterworfen und ihm untertan sind, wird man mit ihnen nicht leichtfertig spielen.

Sind die Götter und ihre Bilder also doch gefährlich? Die Aussage ist merkwürdig: Paulus spricht plötzlich nicht mehr von Göttern, sondern von Dämonen, die sich der Hülle der entthronten Götter bedienen. Damit hält er also die Grundaussage durch: Diese »Götter« gibt es nicht mehr. Hinter den leeren Götzen warten jedoch Dämonen, die durch den Glauben, das Interesse, die Ehrfurcht der Christen wieder zum Leben erweckt werden können. Mit ihnen leichtfertig direkt in Gemeinschaft treten kann man und wird man als Christ nicht.

f) »Die Starken und die Schwachen«

Römer 14,2–3: »Der eine glaubt, alles (also auch Fleisch) essen zu dürfen, der (im Glauben beziehungsweise in seinem Gewissen) Schwache aber ißt nur Gemüse. Wer (Fleisch) ißt, der soll den *nicht verachten,* der nicht ißt. Wer aber nicht ißt, soll den, der ißt, *nicht richten.* Denn Gott hat ihn angenommen.«

Auch in diesem Textzusammenhang (Römer 14,1–15,6) geht es um ähnliche Fragen. Zwei Problemfelder zeigen sich in Rom: Einerseits geht es um das Essen von Speisen, die früher als unrein galten, andererseits um das Einhalten von bestimmten Tagen (dem Sabbat, vielleicht auch bestimmten Fastentagen). Vermutlich stellte sich auch hier vor allem die Frage, ob man Fleisch, dessen Herkunft nicht bekannt war, essen durfte. War es nicht besser, generell darauf zu verzichten, um so das Risiko der Verunreinigung von vornherein auszuschalten? Oder war der Sieg Jesu über die »Mächte« so groß, daß dieser Frage überhaupt keine Bedeutung mehr zukam?

Zwei Gruppen von Menschen leben in derselben Gemeinde: »Starke« und »Schwache«. Für beide Gruppen mit ihrem jeweils sehr unterschiedlichen Verhalten gilt: »Jeder soll in seinem eigenen Sinn völlig überzeugt sein« (14,5).

Die einen sind im Glauben »stark«, können also in der ihnen durch Jesus Christus erworbenen Freiheit fröhlich und ohne Gewissensdruck leben. Paulus bestätigt auch hier ausdrücklich: »Alles ist rein . . .« (Vers 20). Ja, die Freiheit im Glauben ist so groß, daß dem Glaubenden nun alles gehört. Als Regel nennt Paulus: »Du hast Glauben (daß die Freiheit Christi auch solches Handeln umspannt). Habe ihn für dich selbst vor Gott. (Also: Mach keine Regel für andere daraus!) Wohl dem, der sich selbst (im Bereich des Gewissens) nicht verurteilen muß im Blick auf das, was er (im Bereich seines Wissens und Handelns) gutheißt« (14,22).

Die andere Gruppe besteht aus im Glauben »schwachen« Menschen. Obwohl auch sie Christen sind, können sie die unerhörte Freiheit Jesu Christi nicht, noch nicht leben. Sie verzichten darum auf Fleisch, halten bestimmte Fasten- oder Feiertage ein. Würden sie es nicht tun, dann würde ihr Gewissen schlagen und sie verurteilen. So ist das ja bei uns Menschen. »Wissen« und »Gewissen« können sehr weit auseinandergehen. Dieser Gruppe von Menschen gibt Paulus zwar – auf der Ebene des Wissens – nicht recht. Und doch mahnt er sie, ihr Gewissen nicht zu übergehen. Warum? Wieder, wie bei den Starken, ist der Glaube, das heißt das innere, gewissensmäßige Überzeugtsein, daß mein Handeln so richtig ist, die Grundregel: »Wer zweifelt, wenn er ißt, der ist verurteilt, weil es nicht aus Glauben geschieht; alles aber, was nicht aus Glauben geschieht, ist Sünde« (14,23).

Zwei wichtige Verhaltensregeln werden von Paulus deutlich markiert. Die im Glauben Starken sollen die im Glauben Schwachen *nicht verachten*. Umgekehrt sollen aber auch die im Glauben Schwachen die im Glauben Starken *nicht verurteilen* (14,3.10).

Die Analogien zum Umgang mit Alternativmedizin liegen auf der Hand. Paulus sagt in unüberhörbarer Klarheit: »Ich weiß und bin im Herrn Jesus überzeugt, daß nichts an und für sich unrein ist, sondern nur für den, der meint, es sei etwas unrein, für den ist es unrein« (14,14). Nicht das Fleisch, nicht das Medikament, nicht die Methode belasten mich, sondern höchstens mein Gewissen, das mir dieses Fleisch, dieses Medikament, diese Methode verbietet. In Jesus Christus aber sind sie alle rein!

Wie im oben erwähnten Abschnitt aus dem 1. Korintherbrief ermahnt Paulus auch hier zur Rücksichtnahme der Starken auf die Schwachen. Der im Glauben Schwache könnte durch mein Vorbild zu einem Handeln verleitet werden, für das ihn sein Gewissen später dennoch verurteilt: »Alles ist zwar rein, aber verderblich ist es für den Menschen, wenn er es trotz des Anstoßes (seines eigenen Gewissens) ißt« (14,20). Aus Rücksicht vor dem anderen also und um ihm nicht Anlaß zu einem für ihn falschen Handeln zu werden, sollen die Starken zwar ihre Freiheit nicht verleugnen, aber auch nicht rücksichtslos durchsetzen. Umgekehrt aber (was mir heute noch wesentlich aktueller erscheint) dürfen die Schwachen ihre Einschränkungen nicht als geistliche Erkenntnis ausgeben und für andere verbindlich erklären, die Starken also verurteilen. Damit verleugnen sie die Freiheit, die im Kreuz Jesu liegt.

g) Einige abschließende Beobachtungen und Fragen

Wer sich den Fragen von Gemeindegliedern im Blick auf die Alternativmedizin stellt, ist verblüfft, wie parallel die Probleme, die Bedenken, die Ängste der neutestamentlichen Zeit zu den unseren sind. Fast kein Aspekt der heutigen Diskussion ist wirklich neu. Wahrhaft erschreckend aber ist, daß zwar die Ängste derer, die Paulus die »Schwachen« nennt, in deutlicher Konjunktur stehen und durch Zeitschriftenartikel und Bücher sorgfältig kultiviert werden; die Position der »Starken« aber, zu denen sich Paulus zählt, wird heute kaum vertreten. Erscheint es verdächtig, ja zu gefährlich, diese grenzenlose, den ganzen Bereich der Schöpfung schon jetzt umfassende Freiheit Gottes und Jesu Christi zu predigen? Du Christ – du darfst wirklich alles! Welche Türen und Tore müßten uns da aufgehen, würden wir diese Botschaft hören und danach leben. So herrscht heute wohl eher die Theologie der »Schwachen« vor, mit dem Anspruch, auch für die »Starken« richtig zu sein.

Ganz offen gesagt sind wir doch an diesem für das christliche Leben wahrhaftig nicht nebensächlichen Punkt keineswegs einer Meinung. Sobald die Fragen konkret werden, wird es schwierig: Homöopathie, Reflexzonen-Massage, Bach-Blüten, Autogenes Training, um nur die harmlosesten Bereiche zu nennen . . . Obwohl all diese Methoden nicht über den Bereich der Schöpfung Gottes hinausgehen, wird vor ihnen da und dort dringend gewarnt. Wie verhält sich das aber zu den oben erörterten Stellungnahmen des Apostels Paulus? Dort ging es zum Teil um viel mehr, um Opferfleisch, das unter priesterlicher Handauflegung fremden Göttern übereignet worden war.

Was mich noch mehr verblüfft, ist etwas anderes: Wir diskutieren immer wieder über Fragen der Alternativmedizin, halten sie also für

»frag-würdig«. Könnte es nicht sein, so wird etwa gefragt, daß in ihr heidnische Elemente vorhanden sind, die als Belastung auf uns übergehen? Dagegen nehmen wir die gegenwärtige Schulmedizin beinahe fraglos hin, als ob sie religiös gesehen neutral wäre. Warum? Wir haben uns an sie gewöhnt. Aber auch sie entstand – sowohl was ihre Geschichte als auch ihre Methodik angeht – keineswegs auf christlichem Fundament, sondern baut auf atheistischen Voraussetzungen. Und heute? Die Verquickung der Medizin und Pharmaindustrie mit höchsten wirtschaftlichen Interessen hat vor allem mit Macht zu tun. Warum so wenig Skepsis gegenüber diesen Zusammenhängen? Es kann hier überhaupt nicht darum gehen, die Schulmedizin schlechtzumachen, die unzähligen Menschen zur echten und notwendigen Hilfe geworden ist. Dennoch müßten wir uns klarmachen: Weder die Alternativmedizin noch die Schulmedizin sind weltanschaulich neutral!

Um der Einheit der christlichen Gemeinde willen müßten wir uns, wo es zum gemeinsamen Gespräch kommt, zunächst auf das Zeugnis der Bibel besinnen, bevor wir die konkreten aktuellen Fragen besprechen. Die Botschaft von der umfassenden Herrschaft Gottes über seine Schöpfung, die Botschaft von der umfassenden Überwindung alles Bösen durch Jesus Christus muß Grundlage aller Besinnung auf die konkreten Detailfragen sein.

Sieben biblisch-theologische Anfragen zum Umgang mit Medizin

Ich versuche nun, den Gehalt dessen, was in den oben erwähnten Bibeltexten deutlich wird, in sieben Leitfragen zu verdichten. Sie sollen uns zur eigenen Stellungnahme führen.

1) Ist Gott unbestritten Herr seiner Schöpfung?

Wenn wir das glauben, dann gibt es im Bereich der Schöpfung auch keinen Gegenstand, kein Material, keine Zusammenhänge, keine Methoden und so weiter, die irgendwie außerhalb der Hand Gottes wären.

Was heißt das im Blick auf die Medikamente, die wir schlucken – und zwar jene der Alternativmedizin wie jene der Schulmedizin?

2) Ist Jesus Christus der Herr aller Mächte?

Auch wenn die endzeitliche Überwindung der Mächte noch aussteht, sind diese Mächte dennoch schon längst und gänzlich gefangen und überwunden, werden von Christus im Triumphzug mitgeführt! Alles andere ist nur Schein, mit dem diese Mächte uns beeindrucken wollen, um dann durch den Respekt, den wir ihnen zollen, zu leben!

Dieser Satz richtet sich einerseits gegen jede Ehrfurcht oder Furcht vor allen Mächten in dieser Welt. Ehrfurcht gebührt Gott, gebührt Jesus Christus allein! Dieser Satz richtet sich aber auch gegen jeden falschen Übermut gegenüber jenen Mächten!

Was heißt das im Blick auf die »Mächte« der Alternativmedizin ebenso wie im Blick auf die »Mächte« der Schulmedizin?

3) Bin ich im Gewissen völlig überzeugt?

Mein *Wissen* um die Herrschaft Gottes über alle Bereiche seiner Schöpfung, um die Herrschaft Christi über alle Mächte allein ist zu wenig. Wie spricht mein *Gewissen?* Ist es eins mit meinem Wissen? Niemand kann und darf mir da hineinreden. Was ich vor Gott im Glauben ergreifen kann, das steht mir zu, wenn ich für mich selbst davon überzeugt sein kann. Wenn ich zwar um meine Freiheit von den Mächten weiß, uinnerlich aber dennoch nicht frei bin, dann habe ich mich nach meinem Gewissen zu richten.

Was heißt das im Blick auf Methoden und Mittel der alternativen Medizin und ebenso im Blick auf Methoden und Mittel der Schulmedizin?

4) Verachte ich den, der schwächer ist? Verurteile ich den, der stärker ist?

Es geht darum, ob ich in meiner Glaubensüberzeugung eher »stark« bin, das heißt aus der fröhlichen Gewißheit des Sieges Jesu Christi leben kann, oder ob ich im Gewissen eher »schwach« bin, das heißt in meinem Gewissen noch Angst vor den Mächten habe.

Mir scheint, daß die Schwachen im Glauben heute eher als die Starken und überzeugten Christen gelten. Die von ihnen vorgeschlagenen Vorsichtsmaßnahmen und Absage-Riten erscheinen zwar hilfreich und plausibel, sind jedoch geprägt von tiefem Respekt, ja von Ängsten vor jenen Mächten, die ihnen in keiner Weise mehr zustehen. Damit geschieht jedoch eine scheinbare Umpolung. Die im paulinischen Sinn Starken werden als leichtfertige Christen bezeichnet, die die Geheimnisse der Dunkelheit, der Mächte und Dämonen noch nicht erkannt haben, also eigentlich die Schwachen (zumindest im Blick auf die Erkenntnis) sind. Die paulinisch gesehenen Schwachen dagegen erfahren sich selbst als die eigentlich Wissenden, die um die geheimnisvolle Gefährlichkeit der Mächte wissen und die dafür geeignete und unbedingt notwendige Absage-Riten entwickelt haben. Eine seltsame Umkehr hat hier stattgefunden. Die paulinisch Starken erscheinen plötzlich als die Schwachen, die noch nicht zur vollen Erkenntnis gekommen sind; umgekehrt erscheinen die paulinisch gesehen Schwachen als Menschen, die tiefere Erkenntnis des wahren Sachverhaltes und der geeigneten Methodik besitzen. Es ist erstaunlich: Stärke wird da plötzlich zur Schwachheit. Schwachheit wird zur Stärke. Wir aber lesen:

Verachte nicht den, der ein schwächeres Gewissen hat als du. Verurteile nicht den, der ein stärkeres Gewissen hat als du und darum in der ganzen Freiheit Gottes des Schöpfers und des Erlösers leben kann.

Was heißt Verachtung beziehungsweise Verurteilung im Blick auf die alternative Medizin und auch im Blick auf die Schulmedizin?

5) Nehme ich Rücksicht? Kenne ich Freiheit und Grenze meines Verhaltens?

Die Freiheit, die uns von der Schöpfung und von der Überwindung der Mächte durch Jesus Christus herkommt, wird von Paulus nie in Frage gestellt. Sie findet jedoch ihre Grenze in der Liebe und in der Rücksichtnahme auf den Nächsten. Liebe macht fähig zum Verzicht, wo dieser nötig ist. Nötig ist er dort, wo durch mein Verhalten jemand gefährdet wird, in ein für ihn schuldhaftes Handeln zu verfallen. Hier aber liegt nur die Grenze des Verhaltens, nicht aber die Grenze des glaubenden Urteils beziehungsweise der im Glauben gewonnenen Freiheit. Der im Glauben Schwache erfährt zwar Rücksicht, erhält aber in seinem Urteil nicht recht! Die durch Jesus Christus geschenkte Freiheit wird damit nicht in Frage gestellt. Eingeschränkt wird nur die Durchsetzung der persönlichen Freiheit.

Was heißt das im Blick auf unser Urteil über die alternative Medizin und über die Schulmedizin?

6) Habe ich das Ziel unseres Menschseins vor Augen, den Gewinn des unverwechselbaren, unvertretbaren, ganzen Personseins vor Gott und vor Menschen?

Jeder von uns steht in seinem Gewissen allein vor Gott. Maßstab des Gewissens muß immer mehr die Freiheit werden, die Gott als der Schöpfer aller Dinge uns eröffnet, die Jesus Christus uns in seinem Sieg über alle Mächte erworben hat. Dieser große Freiraum, in dem mir alles erlaubt ist, ermöglicht mir erst, der Mensch zu werden, der ich von Gott her schon immer bin und der ich werden soll.

Ich muß also wissen: Gott möchte, daß ich zur Reife heranwachse. Das ist sein Ziel mit mir. Dazu gehört auch meine physische und meine psychische Ganzheit, die ich erstreben und erhoffen darf. Hilft mir die Medizin, der ich mich zuwende, diese Ganzheit zu erkennen? Oder spaltet sie mich in Teile auf?

Was heißt das im Blick auf die Menschenbilder in der alternativen Medizin und auch im Blick auf die Menschenbilder der Schulmedizin?

7) Halte ich daran fest, daß die letzte Zeit der Vollkommenheit noch nicht angebrochen ist, daß ich sie zwar erhoffen soll, nie aber erzwingen kann?

Die volle Gesundheit eines Menschen meint die Verfügbarkeit aller Fähigkeiten und Kräfte, die von der Schöpfung her in ihm angelegt sind. Auf dieses Ziel hin sind wir unterwegs. Auf dieses Ziel dürfen wir auch neugierig sein. Was hat sich Gott eigentlich gedacht, als er uns geschaffen hat?

Dennoch werden uns diese Vorgaben nie zum »Gesundheits-Zwang«. Was Gott gemeint hat, als er uns schuf, das dürfen wir heute schon glaubend erstreben und erbitten. Wie viele Erwartungen knüpfen

Menschen jedoch an die Leistungen der Medizin: Allmächtig soll sie sein, alle Probleme soll sie lösen. Damit entsteht eine Art Zwang, immer auf Heilung hoffen zu dürfen, ja zu müssen. Diese Hoffnung kann niemand einlösen, soll auch niemand einlösen.

Was heißt das im Blick auf die Gesundheits-Hoffnungen, die die alternative Medizin weckt; was im Blick auf die Gesundheits-Hoffnungen der Schulmedizin?

Die Frage nach der wahren christlichen Freiheit und nach ihrem Grund ist uns sowohl von unserem Alltag her als auch durch die oben genannten Bibeltexte gestellt. Die in der Schöpfungsmacht Gottes und in der Überwindung der Mächte durch Jesus Christus angelegten Antworten sind sorgfältig zu hören. Unser christliches Wissen und unser Verhalten soll darin seinen Grund haben – und nicht in ungeklärten Ängsten, die zwar sehr geistlich aussehen, sich aber im Lichte des Zeugnisses der Bibel als unbegründet erweisen. Jesus Christus hat uns frei gemacht! Das glauben wir, darauf berufen wir uns, von daher beten und leben wir. Wenn wir darin eins sind, dann sind wir eins.

Kapitel 6

Ganzheitliche Medizin, Psyche und Glaube – Hilfen zur Unterscheidung für die Praxis

Es wäre verfehlt, alternative medizinische Heilverfahren pauschal als okkult und von New-Age-Philosophie durchdrungen abzutun. Die Bewegung der alternativen Medizin kann auch als ein Aufruf verstanden werden, als ein Aufruf, unsere Einstellung zu Krankheit und Heilung kritisch zu überdenken. Dieser Aufruf gilt der Gesellschaft als ganzer, aber besonders einer einseitig biologisch ausgerichteten Medizin. Dieser Aufruf gilt aber auch der Kirche, die oft ihren heilenden Auftrag vernachlässigt hat. Eine biblisch fundierte Ganzheitsmedizin zielt darauf ab, den Menschen in der Gesamtheit seiner Lebensbezüge von Leib, Seele und Geist zu sehen und zu behandeln. Neben der Anwendung anerkannter und wirksamer Heilweisen und menschlicher Zuwendung soll insbesondere die Beziehung des Patienten zu Gott gefördert werden. Wo aber sind die Grenzen der Anwendung alternativer Heilmethoden für den Christen? Auf diese Frage soll im folgenden näher eingegangen werden.

Im vorhergehenden Kapitel wurde bereits deutlich, daß das Gewissen eine wesentliche Rolle spielt, wenn es um die Entscheidung geht, welche Therapiemethode man anwendet. Auch unter Christen gibt es unterschiedliche Beurteilungen von alternativen Heilmethoden. Während sich die einen schon ein Gewissen machen, wenn der Hintergrund einer Methode im Esoterischen wurzelt, machen sich andere erst Gedanken, wenn eine Methode offensichtlich mit okkulten Praktiken und Lehren verbunden wird. Noch einmal soll deshalb auf einen Satz des Apostels Paulus hingewiesen werden: »Wer ißt, der verachte den nicht, der nicht ißt; und wer nicht ißt, der richte den nicht, der ißt; denn Gott hat ihn angenommen . . . Ein jeder sei in seiner Meinung gewiß« (Römer 14,3+5).

Die Frage der okkulten Belastung

In der Betrachtung der esoterischen Hintergründe vieler alternativer Heilmethoden liegt für die Seelsorge auch eine Gefahr. Zu oft wurde die Anwendung von alternativ-medizinischen Methoden als Checkliste für die Feststellung einer »okkulten Belastung« genommen. Davon leitete man dann alle Probleme ab, die im Leben eines Menschen seit dieser Zeit auftraten. Der Not der Ratsuchenden wird man so aber nicht gerecht. Professor Hans Rohrbach hat einmal geschrieben: »Der Seelsorger muß sehr darauf achten, daß er den Mächten der Finsternis nicht Ehre gibt, indem er Schwierigkeiten und Belastungen vorschnell dämonisiert und verteufelt.«

In der Tat muß der Begriff der »okkulten Belastung« sorgfältig anhand des biblischen Zeugnisses hinterfragt werden, ehe man ihn kritiklos zur Begründung für die Schwierigkeiten eines Menschen heranzieht. Da ist zuerst einmal festzuhalten, daß der Begriff in der Bibel nicht vorkommt. In den neutestamentlichen Briefen wird an keiner Stelle von einer »okkulten Belastung« durch die Berührung mit heidnischen Praktiken gesprochen. Vielmehr waren okkulte Praktiken ein Teil des heidnischen Lebensstils der damaligen Generation, sie gehörten zu den sogenannten »Werken des Fleisches« (vgl. Galater 5,19ff.). Wegweisend ist die Aussage des Apostels Paulus in Kolosser 2,7–9: »Wie ihr nun den Herrn Christus Jesus angenommen habt, so lebt auch in ihm und seid in ihm verwurzelt und gegründet und fest im Glauben, wie ihr gelehrt worden seid, und seid reichlich dankbar. Seht zu, daß euch niemand einfange durch Philosophie und leeren Trug, gegründet auf die Lehre von Menschen und auf die Mächte der Welt und nicht auf Christus. Denn in ihm wohnt die ganze Fülle der Gottheit leibhaftig.«

Paulus baut auf eine tragfähige Verwurzelung im Glauben an Jesus Christus. Sie soll unser Denken und Handeln leiten. Wenn er dann auf die esoterisch inspirierten Praktiken zu sprechen kommt (Vers 8), so spricht er nicht von einem »okkulten Einfluß« auf den einzelnen, vielmehr von »Philosophie«, von Weltanschauungen, die im Grunde nichts anderes als »Lehren von Menschen« sind. Wohl gründen sie sich auf die Vorstellung von kosmischen Einflüssen, doch darf aus dem Begriff »Mächte der Welt« nicht vorschnell abgeleitet werden, daß es bei jeder Berührung mit solchen Philosophien zu einer direkten dämonischen

Beeinflussung kommt, die über das allgemeine Wirken Satans in dieser Welt hinausgeht. Ja, Paulus geht noch einen Schritt weiter: Er bezeichnet diese Lehren und Praktiken als »leeren Trug«. Wie aktuell sind doch diese Worte, gerade auch für die Vielfalt von angeblichen natürlichen Heilmitteln! An dieser Stelle darf somit auch ein kritisches Hinterfragen einer Methode nicht nur vom Geistlichen, sondern auch von der angeblichen Wirksamkeit her erfolgen. In der Folge möchte ich einige Kriterien zur Unterscheidung vorstellen.

Kriterien zur Unterscheidung alternativer Heilmethoden

Wenn wir nun also alles prüfen wollen, um das Gute zu behalten, so dürfen wir keineswegs nur die Dinge kritisch in Augenschein nehmen, die wir des Okkultismus' verdächtigen. Die geistlichen Aspekte vieler alternativer Heilmethoden scheinen aber wichtig, um mögliche Konflikte mit dem christlichen Glauben aufzuzeigen. Tabelle 5 gibt einige Fragen wieder, die gestellt werden können, ehe man sich für oder gegen die Anwendung einer Methode entscheidet.

Tabelle 5: *Geistliche Kriterien zur Prüfung von Heilmethoden* (nach J. Neidhart):

1. Wirkt diese Heilmethode nur zusammen mit einer Philosophie? Wenn ja, mit welcher? Ist diese Philosophie vereinbar mit Gottes Wort (Kolosser 2,8)?
2. Bringt mich diese Methode näher zu Gott oder schwächt sie meinen Glauben (Matthäus 7,16–20)? Habe ich Frieden mit Gott bei der Anwendung dieser Heilmethode (Philipper 4,7)?
3. Kommen bei dieser Heilmethode Begriffe vor, die ich im Okkultismus oder in der Esoterik finde (5. Mose 18,9–12)?

4. Arbeitet diese Methode – als Ersatz für den Heiligen Geist – mit »kosmischen Energien« oder unpersönlichen Urkräften aus dem Universum (Epheser 6,12)?
5. Ist der Weg zur Heilung auf der Selbstheilung, Selbsterlösung oder Selbstvergottung des Menschen aufgebaut (1. Mose 3,5)?
6. Suche ich damit Hilfe im Glauben oder im Aberglauben (Offenbarung 21,8+27; 22,14–15)?

Als Arzt möchte ich aber noch einen Schritt weitergehen und vier Prüfsteine vorstellen, die hilfreich sein können, um eine Entscheidung in bezug auf die Anwendung einer alternativen Heilmethode zu treffen (Tabelle 6). Die nachfolgenden Fragen werden von verschiedenen Personen unterschiedlich beantwortet, je nachdem, wie und bei welchem Problem sie eine Methode anwenden. Sie geben aber auch die Möglichkeit, je nach der Empfindlichkeit eines Gewissens eine Methode und ihre Anwendung differenziert zu beurteilen.

Tabelle 6: *Vier Prüfsteine zur Anwendung von Heilmethoden:*

1. Welches ist der philosophische Hintergrund der Methode?
2. Wie erklärt man sich die Wirksamkeit der Methode?
3. Welche medizinisch-wissenschaftlichen Nachweise gibt es für die Methode?
4. Wird die Methode mit esoterischen Praktiken und Ritualen vermischt?

Zum philosophischen Hintergrund: Geht die Methode geschichtlich auf esoterische, okkulte oder spiritistische Vorstellungen zurück? Wie wir gesehen haben, ist diese Frage bei vielen alternativen Heilmethoden zu bejahen, jedoch spielt der philosophische Hintergrund bei der heutigen Anwendung nicht immer eine Rolle.

Zum Erklärungsmodell: Läßt sich die Methode auch ohne okkulte beziehungsweise esoterische Modelle erklären? Oftmals gibt es mehrere Erklärungsmodelle für die Wirksamkeit einer Methode oder eines Mittels. So erklären die Anthroposophen einen Teil der Wirkung ihrer pflanzlichen Heilmittel durch die besondere Art der Ernte (bei Vollmond zum Beispiel) oder durch die homöopathische Verarbeitung durch Verschütteln der Mittel. Sie verwenden also klare esoterische Erklärungsmodelle. Auf der anderen Seite kann man die Wirkung der pflanzlichen Mittel bei genügender Konzentration auch rein medizinisch durch die Mechanismen erklären, die Gott in seine Schöpfung gelegt hat.

Zum wissenschaftlichen Nachweis: Gerade wenn man sich nicht einfangen lassen will von »leerem Trug«, muß man auch fragen: Ist die Wirksamkeit einer Methode medizinisch nachweisbar? Dabei geht es nicht um Wissenschaftsgläubigkeit, sondern um schlichte Qualitätskontrolle, wie sie heute für viele Produkte und Verfahren im Sinne des Konsumentenschutzes üblich ist. Bei pflanzlichen Mitteln läßt sich die Frage nach der Wirksamkeit positiv beantworten, denn hier gibt es viele Studien, die zeigen, daß die Pflanzen wirksame Stoffe enthalten, die die körperlichen Funktionen im positiven Sinne beeinflussen können. Untersucht man jedoch ein Abschirmgerät, das angeblich gegen schädliche Erdstrahlen unter dem Bett wirken soll, so kann man dabei so manche Überraschung erleben. Ich selbst habe zum Beispiel in einem solchen Gerät ein elektrisches Kabel gefunden, das im Inneren schlicht abisoliert war und überhaupt keine Funktion hatte. Wenn ein Anwender dennoch behauptet, er spüre die Wirkung nur, wenn das Abschirmgerät eingeschaltet sei, so kann man sich fragen, ob es durch das Gerät oder durch die Einbildung zu einer Verbesserung des Schlafes kam. Details zu diesen Fragen finden sich an anderer Stelle und können hier nicht breit dargestellt werden (vgl. Prokop 1977, Stiftung Warentest 1992, Pfeifer 1994a u.v.a.m.).

Zur Anwendungsweise heute: Diese Frage erscheint mir fast am wichtigsten, wenn es um das Spannungsfeld von Alternativmedizin und Glaube geht. Erfolgt die Anwendung ohne die Vermischung mit okkulter beziehungsweise esoterischen Praktiken? Es empfiehlt sich, in diesem Zusammenhang die Literatur zu einer Methode durchzusehen und den Arzt oder Heilpraktiker nach seinen Auffassungen zu fragen. Ich habe Ärzte und Heilpraktiker kennengelernt, die alternative Heilmethoden anwenden, ohne sich viel dabei zu denken. Für sie ist die Irisdiagnose eine diagnostische Methode wie das Labor in ihrer Praxis, die Verschreibung von homöopathisch verschüttelten Mitteln gleichzusetzen einem chemisch wirksamen Schmerzmittel und die Empfehlung von Fußreflexzonen-Massage wie die Verschreibung einer physiotherapeutischen Anwendung. Auf der anderen Seite gibt es Schamanen und esoterische Heiler, die an sich neutrale Pflanzenheilmittel mit dem Pendel aussuchen und sie unter esoterischen Ritualen und unter Handauflegung an den Patienten weitergeben.

Unterschiedliche Beurteilungen

Anhand der genannten vier Prüfsteine kommen deshalb auch Christen, die es sich mit der Entscheidung nicht leicht machen, zu ganz unterschiedlichen Beurteilungen. Ich möchte in der Folge einige Beispiele geben.

Nehmen wir die auch in christlichen Kreisen weit verbreitete Homöopathie: Die Methode baut auf vorwissenschaftliche Vorstellungen einer Lebensenergie auf, die durch das Verschütteln in das Mittel hineingebracht wird (Prüfstein 1). Das Erklärungsmodell für die Wirksamkeit kommt ohne die esoterisch begründete »Potenzierung« nicht aus (Prüfstein 2). Der wissenschaftliche Nachweis ist trotz vieler Versuche nicht gelungen (Prüfstein 3). Aber: einzelne Menschen haben gute Erfahrungen gemacht. (Handelt es sich dabei um einen Placebo-Effekt?) Die Mittel sind, rein biochemisch gesehen, nicht schädlich. Besonders in Deutschland und England arbeiten christliche Heilpraktiker und Ärzte mit Homöopathie, ohne sich Gedanken über die Hintergründe zu machen (Prüfstein 4). Wo also ist die Grenze der Anwendung? Das Gewissen des einzelnen muß hier die Grenzlinie ziehen.

Als zweites Beispiel sei die *Akupunktur* erwähnt. Die Methode baut auf esoterischen Vorstellungen orientalischer Religionen auf (Prüfstein 1). Der wissenschaftliche Nachweis ist dürftig (Prüfstein 2). Die Erklärung (Prüfstein 3) kann auf zwei Wegen erfolgen: Von den Anhängern der klassischen Akupunktur wird behauptet, die Wirkung entstehe durch die Harmonisierung der Lebensenergie in den Meridianen (esoterische Erklärung). Medizinisch-wissenschaftliche Untersuchungen haben jedoch gezeigt, daß die Stimulation der Haut durch die Nadeln (oder der Druck der Finger bei der Akupressur) sowohl in der Haut als auch im Gehirn eine Ausschüttung von biochemischen Stoffen bewirken kann, die manche Wirkungen der Akupunktur erklärt. Allerdings sind die Wirkungen nicht so zuverlässig, wie man dies wünschen würde. Immerhin haben manche Patienten wohltuende Erfahrungen mit der Akupunktur gemacht, ohne an irgendwelche okkulten Philosophien zu glauben. Viele Ärzte wenden heute die Akupunktur an, ohne sich Gedanken über ihre weltanschaulichen Hintergründe zu machen (Prüfstein 4). Dabei unterscheiden sie sich allerdings deutlich von denjenigen, die in der Akupunktur immer noch eine wichtige Botschaft der östlichen Weisheit sehen wollen. Auch hier muß das Gewissen des einzelnen wieder die Grenze ziehen.

Schließlich sei noch ein Wort zu den *Entspannungstechniken* gesagt, die heute in vielfältiger Form empfohlen werden. Hier gilt es zwischen drei Gruppen zu unterscheiden:

1. Bewährte Formen der Entspannung, die auch mit dem christlichen Glauben vereinbar sind,
2. Bewegungstherapien mit mäßigem weltanschaulichem Überbau (zum Beispiel die Alexander- oder Feldenkrais-Methode),
3. Östlich inspirierte Techniken (Yoga, Transzendentale Meditation, Reiki etc.).

Die Hintergründe der beiden letzteren Therapiegruppen wurden bereits in einem früheren Kapitel (Seite 49 ff.) ausführlicher beschrieben und sollen hier nicht weiter dargelegt werden. Die dritte Gruppe, die der östlich inspirierten Techniken, läßt sich meiner Meinung nach nicht mehr mit dem christlichen Glauben vereinbaren. Bei der zweiten Gruppe, den Bewegungstherapien, besteht hingegen ein gewisser Spielraum für die Gewissensentscheidung, wobei ich Anwendern dieser Therapien dringend raten würde, ihre Motive und die weltanschaulichen Bezüge regelmäßig zu überprüfen, zumal es ja noch andere Entspannungstechniken gibt. Diesen bewährten und breit angewendeten Formen der Entspannung möchte ich mich im folgenden noch kurz zuwenden.

Wir brauchen Entspannung – aber wie?

Professor Michael Dieterich hat eines seiner Bücher sehr treffend unter den Titel »Wir brauchen Entspannung!« gestellt. Dieser Grundaussage kann sicher jeder zustimmen. Unsicherheiten und Ängste entstehen aber bei vielen Christen durch die Frage, auf welche Art denn Entspannung erreicht werden könnte. In dem erwähnten Buch wird ein wertvoller Abriß über christliche Wege der Entspannung durch die Jahrhunderte hindurch gegeben. Sie eröffnen einen Reichtum, der uns in unserer hektischen Leistungsgesellschaft (und nicht nur in der »weltlichen«!) oft abhanden gekommen ist. Betrachtet man die möglichen Wege der Entspannung, so enthalten sie immer zwei Aspekte:
- die *Entspannung des Körpers* in vielfältigen Formen;
- die *Veränderung der Gedanken* durch Hören von Musik und/oder die Erneuerung der Gedanken durch nachsinnendes (meditatives) Ausrichten auf stärkende und ermutigende Inhalte.

Dieterich gibt viele Beispiele und entwickelt seinen Ansatz auf einer klaren und umfassenden biblischen Basis. Daß Christen aber nicht einen völlig neuen Weg der Entspannung gefunden haben, zeigt der Vergleich mit anderen, nicht-christlichen Entspannungstechniken. Für viele Menschen unserer Zeit drängt sich der Vergleich mit dem »Autogenen Training« (A.T.) auf, das ja eine Unterstufe und eine Oberstufe kennt. In der Unterstufe werden allgemeine Übungen zur Entspannung ohne weltanschaulichen Überbau vermittelt. Hier sehe ich keine großen Konflikte mit dem christlichen Glauben. In der Oberstufe geht es um Selbst-Suggestionen, die die Grundlage für die seelische Entspannung schaffen sollen. Oft stammen die hier verwendeten Sätze aus der humanistischen Psychologie und gehen oft stufenlos in esoterische Inhalte über. Zwei Beispiele: Eine realistische Selbsteinrede könnte lauten: »Ich will wieder eine positive Haltung zu meinen Eltern einnehmen. Ich will meine Fehler eingestehen und ihnen in Offenheit begegnen. Ich muß keine Angst vor dem nächsten Besuch haben.« Doch betrachten Sie das zweite Beispiel (G. Eberlein, »Gesund durch Autogenes Training«): »Frieden – was ist Frieden? Der Friede, den ich mit mir selbst schließen kann, in der beruhigenden Erkenntnis des Seins... vermag in mir Kräfte zu dynamischem Tun zu vermitteln. Das Wort Friede fällt in mich hinein, ich lasse es gewähren. (...) Ich schließe kraftvoll Frieden

mit mir selbst, einen Frieden, den die äußere Welt nicht geben kann.«
Hier ist nun die Grenze erreicht, wo Christen sich fragen müssen, mit
welchen Inhalten sie ihre Gedanken füllen, wie sie das »Reden in ihrem
Herzen« (vgl. Psalm 4,5) gestalten. Zusammenfassend kann gesagt
werden: Das Autogene Training ist in der Unterstufe eine Entspan-
nungstechnik des Körpers und des vegetativen Nervensystems, die vielen Menschen eine wertvolle Hilfe ist. Die Autosuggestionen der Oberstufe sind der unzureichende Versuch, Entspannung durch die reine
Stärkung des Selbst zu erreichen. Dem Inhalt nach erscheint das A.T.
leer und hohl, wenn man es mit einer tiefen inneren Ausrichtung des Lebens auf Gott vergleicht, wie sie beispielsweise in den Psalmen zum
Ausdruck kommt.

In ähnlicher Weise ist auch die häufig gestellte Frage nach »New-
Age-Musik« zu beantworten. In der Tat wird heute vermehrt Musik eingesetzt, um (besonders Kinder, die an Unruhe leiden) zur Stille zu führen. Es handelt sich dabei häufig einfach um modern gestylte klassische
Musik, ein wenig angereichert mit traditionellen indischen Instrumen-
ten, ruhigen Harfenklängen oder – als neueste Entwicklung – um alte
gregorianische Mönchsgesänge. Musik kann entspannen, besonders
sanfte, besinnliche Musik, die durch eine Taktfrequenz von circa 60
Schlägen pro Minute eine beruhigende Wirkung auf Herz und Gehirn
ausübt. Wenn nun solche Musik auch in der Schule zur Beruhigung der
Kinder eingesetzt wird, muß dies noch nicht mit Okkultismus zu tun haben. Allerdings wäre zu beobachten, ob eine Lehrkraft darüber hinaus
esoterische Rituale und Lerninhalte vermittelt.

Wie wirken sich Glaubenskonflikte auf die Psyche aus?

Wenn ein Christ sich mit alternativen Heilmethoden einläßt, kann dies
Konflikte auf verschiedenen Ebenen auslösen. Oftmals legt eine Krankheit in einem Menschen Dinge frei, die in guten Zeiten in ihm schlum-
merten, ohne daß er sich dessen bewußt war. Auch Christen gelingt es
nicht immer, bei einer schweren Krankheit gleich zur inneren Annahme

des Leidens und zum Vertrauen auf Gottes Führung zu finden. Die Versprechungen esoterischer Heilungsangebote, die Empfehlungen von Bekannten, der Druck der Familie und der Wunsch, alles Menschenmögliche zu tun, führen dazu, daß auch Christen sich auf zweifelhafte alternative Heilmethoden einlassen. Dies kann große innere Spannungen auslösen, aber auch Konflikte mit der Familie, mit Freunden oder der Gemeinde. Diese Spannungen können sich dann auch in psychosomatischen Streßerscheinungen äußern. Manchmal werden sie als Hinweis auf eine okkulte Belastung gedeutet. Dabei wird außer acht gelassen, daß Spannungen ähnliche Symptome hervorrufen können, ohne daß dämonische Kräfte im Spiel sein müssen.

Als Beispiel möchte ich die Geschichte einer Patientin schildern, die seit Jahren wegen Depressionen, Ängsten und psychischer Erschöpfungszustände in ärztlicher Behandlung war. Sie und ihre Familie litten sehr unter ihren ausgeprägten Stimmungsschwankungen. Medikamente brachten zwar Linderung, aber die Patientin wollte als Christin gerne von den Medikamenten wegkommen, um wirklich frei zu werden. In dieser Situation erzählte ihr ein Bekannter, daß er in der Behandlung durch einen Geistheiler eine seelische Krise überwunden habe. Er schilderte seine Befreiung in so überschwenglichen Tönen, daß die Familie sie drängte, es doch auch bei diesem Heiler zu versuchen, um endlich gesund zu werden. Ihre Seelsorgerin und ihr Arzt warnten sie davor, doch der Wunsch nach Heilung war größer. Zuerst schien alles gutzugehen. In der ersten Begegnung versicherte ihr der Heiler, er bete auch, und er versprach ihr, sie mehrfach durch mentale Kraft positiv zu beeinflussen. So werde sie ihre Medikamente abbauen können und geheilt werden. Zuerst verbesserte sich ihr Zustand tatsächlich. Doch dann kam es zu einer zunehmenden Verschlechterung. Schließlich rang sie sich dazu durch, die »Behandlung« abzubrechen. Der Brief, den ihr Mann dann an den Heiler schrieb, zeigt etwas von der Spannung, unter der die Famlie litt:

»Sehr geehrter Herr X, seit dem Abbau der Tabletten hat sich die Psyche meiner Frau, d.h. ihre Belastbarkeit merklich verschlechtert. Für unsere Familie ist diese Situation schwierig zu meistern, mit täglichen Auseinandersetzungen. Wir sind überzeugt, daß das Gleichgewicht meiner Frau nicht ohne Medikamenteneinnahme möglich ist – wie es die Erfahrung nun zeigt!

Meine Frau ist auch von Ihrer Art Hilfeleistung nicht ganz überzeugt, so daß der Konflikt zwischen christlichem Glauben und Okkultismus sie mit zusätzlichen Ängsten belastet. Wir spüren auch, daß es von der geographischen Distanz her schwierig ist, ein Vertrauensverhältnis aufzubauen. Es ist daher unser gemeinsamer Entschluß, auf Ihre Hilfeleistungen fortan zu verzichten . . .«

Warum aber, so fragte mich die Patientin, habe sie denn zuerst die Hilfe des Heilers so deutlich gespürt? Auch hier müssen nicht unbedingt Dämonen bemüht werden. Oft reicht auch die Kraft der Einbildung, der sogenannte Placebo-Effekt, den die folgende kleine Geschichte sehr schön illustriert:

Ausgerechnet während einer Geschäftsreise ins ferne New York befällt einen Mann aus Kalifornien ein so unerträglicher Zahnschmerz, daß er sich gezwungen sieht, einen Zahnarzt aufzusuchen. Der Bohrmeister diagnostiziert eine schwere Zahnentzündung.

Vor jeder weiteren Behandlung will der Notfallpatient zunächst seinen »faith healer« an der Westküste konsultieren. Der Geistheiler läßt sich die Sache erklären und bietet seinem Klienten eine Fernbehandlung an: Genau um acht Uhr abends solle er sich in seinem Hotelzimmer auf den Heiler konzentrieren. Der werde seinerseits exakt um diese Zeit heilende Energien über den Kontinent schicken.

Der Geschäftsmann tut, wie ihm geheißen – und kurz nach acht verflüchtigt sich das Zahnweh wie von selbst. Am nächsten Morgen sucht er noch einmal den Zahnarzt auf, zur Nachuntersuchung der transkontinentalen Therapie. Der Dentaldoktor glaubt erst seinen Ohren, dann seinen Augen nicht zu trauen: Von einer Entzündung, einem vereiterten Zahn keine Spur. Eine Wunderheilung?

Schließlich rief der Zahnarzt den für das Psi-Ereignis verantwortlichen Geistheiler in Kalifornien an und fragte ihn, was er denn am Vortag um fünf Uhr nachmittags – acht Uhr Ostküstenzeit – angestellt habe.

»Gestern um fünf?« fragte der Heiler verständnislos zurück.

Wie er denn die verblüffende Fernheilung des vereiterten Zahnes fertiggebracht habe.

»Fernheilung? Zu dumm! Den Termin habe ich völlig verschwitzt!«
(Nach Gallmaier, erzählt in *Der Spiegel* 45/1994, S. 211 ff.)

Die Geschichte wirft natürlich viele Fragen auf. Auf welchem Wege wirken denn nun solche Heilmethoden? Eine Erklärung kann hier nicht versucht werden. Ich weise jedoch auf meine Überlegungen an anderer Stelle hin (»Gesundheit um jeden Preis?«, S. 129 ff.).

Hinweise zum beratenden Gespräch in Arztpraxis und Krankenpflege

Gerade Menschen in pflegenden Berufen und Ärzte, für die der christliche Glaube wichtig ist, kommen in der Betreuung von Patienten in Konflikte, wenn diese esoterisch inspirierte alternative Heilmethoden anwenden. Das Anliegen einer ganzheitlichen Beratung und Betreuung erlaubt es nicht, diesen Aspekt völlig auszublenden, und natürlich ist es wichtig, die Patienten ernstzunehmen. Andererseits ist man in öffentlichen Krankenhäusern nicht frei, seine Überzeugungen in dem Maße zu vertreten, wie man es vielleicht möchte. Folgende Punkte haben sich im Gespräch mit Ärzten und Pflegenden als hilfreich herauskristallisiert:

1) *In bezug auf Medikamente gilt:* Sowenig wie möglich, soviel wie nötig. Das Anliegen, möglichst wenige Mittel einzusetzen und möglichst effektiv zu behandeln, ist der Hauptgrund für eine kritische wissenschaftliche Überprüfung aller Heilmethoden, sowohl in der Schulmedizin als auch in der alternativen Szene. Wenn pflanzliche Heilmittel bereits für die Behandlung einer Störung ausreichen, kann man solche empfehlen, die von seriösen Herstellern in klarer Dosierung verfügbar sind. Es besteht heute eine breite Palette von wirksamen pflanzlichen Mitteln, die eine sanfte Behandlung ermöglichen und die es auch erlauben, auf unsichere Verdünnungen und »Energie-Aufladungen« zu verzichten.

2) *Die Weltanschauung kann zu Konflikten führen.* Das Sich-Einlassen in magische Rituale kann gerade bei sensiblen Menschen zu erheblichen Ängsten und Spannungen führen und sie in Gewissenskonflikte mit ihrem religiösen Hintergrund bringen. Selbst Menschen, die ihr Christsein nicht bewußt leben, können nach dem Kontakt mit Geistheilern und magischen Mitteln eine Verstärkung ihrer Ängste erleben.

3) *Heilungserwartungen in bezug auf körperliche Krankheiten:* Welche Erwartungen hat der Patient an die Heilmethode? Wird diese als Ergänzung zu medizinisch notwendigen Maßnahmen angewendet oder verhindert sie eine erfolgversprechende Behandlung?

4) *Wie ist die gefühlsmäßige, psychische Situation des Patienten?* Alternativmedizin erfüllt oft das Bedürfnis nach Zuwendung und Aussprache und vermittelt darüber hinaus das Gefühl, selber etwas zur Heilung beitragen zu können. Je nach Persönlichkeitsreife des Patienten kann das Abraten von einer alternativen Behandlung ohne entsprechende emotionale Auffangmöglichkeiten zu ernsthaften psychischen Krisen führen, selbst wenn die Kritik an der esoterischen Therapie objektiv durchaus berechtigt ist.

5) *Die Frage nach dem Sinn der Krankheit:* Schließlich gilt es auch, die tiefsten Fragen ernstzunehmen, die den Patienten in seiner Not bewegen. Nichts erscheint schwerer als die Frage nach dem Sinn der Krankheit. Viktor Frankl, der sich wie kein anderer Denker unseres Jahrhunderts mit der Frage nach dem Sinn beschäftigt hat, schrieb einmal: »Gewiß hat jede Krankheit ihren ›Sinn‹; aber der wirkliche Sinn einer Krankheit liegt nicht im Daß des Krankseins, viel mehr im Wie des Leidens, in der Haltung, in der sich der Kranke der Krankheit stellt, in der Einstellung, mit der er sich mit der Krankheit auseinandersetzt.« (»Ärztliche Seelsorge«, S. 82)

Der bekannte Psychosomatiker Thure von Uexküll sagte einmal: »Worum es geht, ist nicht die Etablierung einer alternativen Medizin, sondern ein alternativer Gebrauch der Medizin.« Dieser alternative Gebrauch der Medizin erfordert ein Umdenken sowohl bei den medizinischen Betreuern als auch beim Patienten:

Etablierte Ärzte *und* alternative Heiler bedürfen einer neuen Demut in der Bewertung ihrer Arbeit, aber auch einer umfassenderen Sichtweise der Patienten-Problematik. Nicht Lebensverlängerung um jeden Preis, sondern die Hebung der Lebensqualität muß das Ziel sein. Mehr noch: Letztlich geht es doch darum, den Menschen wieder neu zu helfen, ihr Leben, ihre Gesundheit und ihre Krankheit aus der Sicht Gottes und seines Wortes zu sehen.

Doch auch die Patienten müssen umdenken und ihr Streben nach Gesundheit um jeden Preis in Bezug setzen zur schmerzlichen Wirklichkeit ihrer Grenzen. Letztlich haben wir unsere Gesundheit nie völlig in der Hand. Vielmehr leben wir tagtäglich in Abhängigkeit von einem höheren Walten, wie es in dem folgenden Gebet von Blaise Pascal treffend ausgedrückt wurde:

»Herr, ich bitte Dich nicht um Gesundheit,
auch nicht um Krankheit,
nicht um Leben und nicht um Tod.
Aber darum bitte ich Dich,
daß Du verfügen mögest
über meine Gesundheit und über meine Krankheit,
über mein Leben und über meinen Tod
zu Deinem Ruhm, zu meiner Errettung
und zum Nutzen der Gemeinde und Deiner Heiligen,
deren einer ich durch Deine Gnade sein möchte.
Du allein weißt, was mir dienlich ist.
Du bist der unumschränkte Herr;
tue mit mir nach Deinem Willen.
Gib mir oder nimm von mir,
nur mache meinen Willen übereinstimmend
mit dem Deinen!«

Zehn Thesen zu einer ganzheitlichen Medizin aus christlicher Sicht (Samuel Pfeifer)

1. JA zu einer ganzheitlichen Betrachtung des Menschen in allen seinen Lebensbezügen – jedoch auf der Grundlage des Wortes Gottes und des darin entwickelten Bildes vom Menschen. – NEIN zu einer synkretistischen, pantheistischen Systemschau des Lebens, die aus dem Okkulten schöpft.

2. JA zu einem verantwortungsbewußten und zurückhaltenden Umgang mit den therapeutischen Möglichkeiten der modernen Medizin. – NEIN zu einem Ersatz bewährter medizinischer Anwendungen durch eine naturheilkundliche und esoterische Therapienflut ohne wissenschaftliche Grundlage.

3. JA zu einer Betrachtung und Behandlung von Krankheiten unter Berücksichtigung geistlicher Einflüsse auf das menschliche Befinden. – NEIN zu einer kosmischen Sicht des Krankheitsgeschehens auf dem Hintergrund östlicher Spiritualität.

4. JA zur Förderung der Eigenverantwortung und zur Unterstützung gottgegebener Selbstheilungskräfte. – NEIN zu einer psychologischen Selbstverwirklichungs-Ideologie und zu Techniken, die Selbstheilungskräfte auf magischem und östlich-meditativem Wege fördern sollen.

5. JA zu einer Besinnung über dem Wort Gottes durch Bibellese und Gebet. – NEIN zu meditativen und autosuggestiven Verfahren, die den Menschen nur auf sich selbst oder auf »geistige Kräfte« verweisen.

6. JA zum segnenden Gebet über Kranken im Rahmen der von Jakobus 5 gegebenen Anweisungen. – NEIN zu Handauflegung und Massage, die »heilende Energie« auf den Patienten übertragen sollen.

7. JA zur Offenheit für übernatürliche Heilungen und Wunder durch das Wirken des Heiligen Geistes im Rahmen der christlichen Ge-

meinde und im Kontext des Evangeliums. – NEIN zur Geistheilung unter Zuhilfenahme von jenseitigen Kräften und Geistern.

8. JA zum Bekennen und zur Abkehr von okkulten Praktiken. Bei Unsicherheiten in der Beurteilung einer Heilmethode ist eher zum Verzicht zu raten. – NEIN zur vorschnellen und einseitigen Erklärung psychischer und somatischer Beschwerden als »okkulte Belastungen« durch eine Behandlung mit alternativen Heilmethoden.

9. JA zur Realität der Vergänglichkeit, Anfechtbarkeit und Schwachheit des Menschen in dieser Welt. – NEIN zu einer Betonung der Gesundheit als Ausdruck der Harmonie mit Gott.

10. JA zur Betonung von Gottes Wirken auch im Leiden, sei es zur inneren Reifung eines Menschen oder aber auch zur Erzeigung seiner Kraft in der Schwachheit. Die christliche Gemeinde hat einen wesentlichen Auftrag zu einer ganzheitlichen Betreuung kranker Menschen, die nicht nur Heilung, sondern auch das Tragen der Schwachen miteinschließt.

Weiterführende Literatur

Die untenstehenden Literaturangaben weisen auf einige wesentliche Informationsquellen hin, die die aktuelle Situation im Bereich Alternativmedizin, Esoterik und Psychotherapie beleuchten und als Grundlage für eine weitere kritische Reflexion dienen können.

Die andere Medizin. Nutzen und Risiken sanfter Heilmethoden, Verlag Stiftung Warentest, Stuttgart 1991 f.

Beul, Susanne, *Kritische Anmerkungen zur Bach-Blütentherapie,* in: Materialdienst der Evangelischen Zentralstelle für Weltanschauungsfragen 1994, 57(8), S. 245–246.

Blaszok, Beate und Rohr, Wulfing von, *Reiki fürs Leben. Eine praktische Einführung in beide Reiki-Systeme,* Goldmann, München 1994.

Dennison, Paul E., *Befreite Bahnen,* Verlag für angewandte Kinesiologie, Freiburg 1995 (10. Aufl.).

Dethlefsen, Thorwald, *Schicksal als Chance,* Goldmann, München 1979.
Dethlefsen, Thorwald und Dahlke, Rüdiger, *Krankheit als Weg. Deutung und Be-Deutung der Krankheitsbilder,* Goldmann, München 1993.

Dieterich, Michael, *Wir brauchen Entspannung. Streß, Verspannungen, Schlafstörungen – und was man dagegen tun kann,* Brunnen, Gießen 1995 (5. Aufl.).

Dieterich, Michael, *New-Age-Musik,* in: Family 2/1995, S. 80.

Dubach, Alfred und Campiche, Roland J. (Hg.), *Jede(r) ein Sonderfall? Religion in der Schweiz,* NZN Buchverlag, Zürich 1993 (2. Aufl.).

Eberlein, Gisela, *Gesund durch Autogenes Training,* Econ, Düsseldorf 1994 (9. Aufl.).

Die Flucht ins Spirituelle, Sehnsucht nach Sinn, in: Der Spiegel 52/1994, S. 78–96.

Frankl, Victor, *Ärztliche Seelsorge. Grundlagen der Logotherapie und Existenzanalyse,* S. Fischer, Frankfurt a.M. 1983.

Goldner, Colin, Serie *New-Age-Therapien,* in: Psychologie heute, Juli bis Oktober 1994.

Golowin, Sergius, *Edelsteine – Kristallpforten zur Seele,* Goldmann, München 1991/1993.

Heilkraft der Seele. Wie sich der Körper selbst kuriert, in: Der Spiegel 45/1994, S. 196–215.

Hemminger, Hansjörg, *Kinesiologie - Marktführer beim alternativen Helfen und Heilen*, in: Materialdienst der Evangelischen Zentralstelle für Weltanschauungsfragen, Stuttgart 1993, 56(7), S. 209–214.

Höneisen, Rolf, *Steinzauber - Warum Edelsteine nicht heilen können*, Schwengeler Verlag, Berneck 1994.

LaTourelle, Maggie und Courtenay, Anthea, *Was ist angewandte Kinesiologie?*, Verlag für angewandte Kinesiologie, Freiburg 1995 (3. Aufl.).

Levy, J., *Das Gehirn hat keine bessere Hälfte*, in: Psychologie heute, Januar 1986, S. 32–37.

Levy, J., *Hirnhälften: Die Kooperation im Kopf*, in: Psychologie heute, April 1989, S. 30–35.

Neidhart, J., *Die Edelsteintherapie (Lithotherapie)*, in: Bibel und Gemeinde 4/1993, S. 285–291.

Palmer, Magda, *Die verborgene Kraft der Kristalle und der Edelsteine*, Heyne, München 1994.

Pfeifer, Samuel, *Gesundheit um jeden Preis? Alternative Medizin und christlicher Glaube*, Brunnen, Basel/Gießen 1994 (10. Aufl.).

Pfeifer, Samuel, *Okkulte Belastung im Spannungsfeld von Psychiatrie und Seelsorge*, in: Brennpunkt Seelsorge 4/1994, S. 86–94.

Platta, Holdger, *New-Age-Therapien. Pro und Contra*, Beltz Quadriga, Weinheim/Basel 1994.

Prokop, Otto (Hrsg.), *Medizinischer Okkultismus*, G. Fischer, Stuttgart/New York 1997.

Richter, Horst E., *Der Gotteskomplex. Die Geburt und die Krise des Glaubens an die Allmacht des Menschen*, Rowohlt, Reinbek 1986.

Scheffer, Mechthild, *Selbsthilfe durch Bach-Blütentherapie*, Heyne, München 1988.

Siebenthal, E. von, *Hilf dir selbst . . . mit einem Stein*, Eigenverlag, Bern 1992.

Uyldert, Mellie, *Verborgene Kräfte der Edelsteine*, Hugendubel, München 1992 (9. Aufl.).

Weitere Veröffentlichungen der Autoren

Wolfgang J. Bittner:

Heilung, Zeichen der Herrschaft Gottes, 3., erweiterte Auflage, Aussaat Verlag, Neukirchen-Vluyn, 1996.

Umfassend wird über die biblischen, kirchengeschichtlichen, theologischen, praktischen und seelsorgerlichen Fragen der Heilung orientiert.

Bist Du es Gott?, 2. Auflage, Franz Verlag, Metzingen 1996.

Meditationen, Aufsätze, Vorträge und Predigten, die den Klang des biblischen Wortes neu hören lassen.

Kirche, wo bist Du?, 2. Auflage, Theologischer Verlag Zürich, Zürich 1995.

Eine theologisch und praktisch herausfordernde Untersuchung zum notwendigen Gestaltwandel der offiziellen Kirchen in unserer verwandelten gesellschaftlichen Realität.

Von Wolfgang J. Bittner herausgegebene Bände:

George Bennett, *Heilung – Jesu Auftrag an seine Kirche,* Franz Verlag, Metzingen 1990.

Johann Christoph Blumhardt, *Ausgewählte Schriften* (in drei Bänden), Franz Verlag Metzingen und Brunnen Verlag Gießen 1991.

Christoph Blumhardt, *Damit Gott kommt. »Gedanken aus dem Reiche Gottes«,* Franz Verlag Metzingen und Brunnen Verlag Gießen 1992.

Samuel Pfeifer:

Gesundheit um jeden Preis? Alternative Medizin und christlicher Glaube, 10. Auflage, Brunnen Verlag, Basel und Gießen 1994.

Die Schwachen tragen. Psychische Erkrankungen und biblische Seelsorge, 3. Auflage, Brunnen Verlag, Basel und Gießen 1994.

Glaubensvergiftung – ein Mythos? Analyse und Therapie religiöser Lebenskonflikte, Brendow Verlag, Moers 1993.

Von S. Pfeifer herausgegebene Sammelbände:

Psychotherapie und Seelsorge – Möglichkeiten und Grenzen der Integration, Brendow Verlag, Moers 1991.

Psychotherapie und Seelsorge im Spannungsfeld zwischen Wissenschaft und Intuition, Brendow Verlag, Moers 1996.